失眠勿擾

用對方法，找對醫師，從此遠離安眠藥

失眠權威
黃偉俐醫師——著

推薦序

邁向自我身心健康管理的新境界

廖士程

二十年前，敝人在臺大精神科擔任住院醫師期間，有幸與黃偉俐醫師同梯受訓。當年的他總是以天下興亡爲己任，標準的大哥風範。二十年過去，他在臨床服務、藥品行銷、創新研發、經營管理、專欄寫作等領域衝鋒陷陣。這一次，他又要爲往聖繼絕學，爲萬世開太平，出手幫助因失眠所苦的普羅大眾。

失眠是民眾求助精神醫療或心理衛生專業最常見的主訴，也是各種身心疾病常見的共同症狀。失眠的成因眾多，要能夠有效且安全地處置，需要專業人員的評估，更需要失眠者擁有正確的觀念做法。

《失眠勿擾》就是一本提供大家正確觀念的好書，偉俐不僅把睡眠衛生的知識與技巧闡釋得非常清晰易懂，更重要的是，他把可能伴隨失眠的焦慮症、憂鬱症、物質使用疾患、自律神經失調或自主神經系統等疑問、一些專業術語、迷思與擔心，都做了很仔細的澄清。他鼓勵大家透過各種努力，如放鬆訓練、腹式呼吸、認知重塑、生活型態改變、規律運動等，期望讓非藥物處理失眠的方法發揮極致功能。即使非得要用藥，也要用得適切、用得安心。當然，在認眞研讀本書之餘，若有任何疑義還是要尋求醫療專業人員的協助。

在這個不確定的年代，各種內外在壓力雜沓而至，自我身心健康管理顯得更加重要。與其說這本書教大家如何睡好覺，不如說是教大家如何過健康生活。它提供明確方向與切實可行的做法，如問卷、表格以及檢核表。其中最令我驚豔的是，偉俐貼心地整理了關於睡眠常見的負面想法。臨床上許多失眠的患者，多被害怕失眠的負面想法給「嚇」到眞的失眠了，用心魔來形容實不爲過。如何透過認知行爲治療的技巧，扭轉負面思考成爲正面思維，正是偉俐擅長的臨床技術之一。

讀完此書，當年與偉俐一同值班的情景彷彿又回到眼前，大哥口吻、讜論弘揚、耳提面命。這次，受惠的不只醫學院的學弟妹，還有爲失眠所苦的普羅大衆。

（本文作者爲臺灣憂鬱症防治協會理事長、臺灣老年精神醫學會監事、臺大醫院精神醫學部主治醫師）

推薦序

找對醫師，擺脫憂鬱失眠、盡情揮灑人生

邊中健

第一次見到黃醫師的時候，恰好是我人生中灰暗紊亂的時期！那時的我擁有一間很成功的餐廳，底下有三十多名員工。照理來說，我應該是開心快樂的。當發現自己稍有不對勁，開始夜夜失眠，我立即上醫院求診、乖乖服藥。可是狀況還是沒有明顯改善。就是從那個時候開始，我陷入憂鬱及焦慮之中，來來回回折騰了快要一年的時間……

那段時間我經常在想：「爲什麼吃了藥還是睡不好？還是很憂鬱？」卻一直找不到原因。直到我遇見黃偉俐醫師之後，這個問題終於獲得解答！原來抗憂鬱藥物有許多種類，每種藥物作用都不同，藉以對應不同的發病機制。很多人長期服藥卻不見效果，其實是因爲沒有吃對藥。如果一位好醫師能夠耐心地替病人找到正確藥物，並透過專業心理諮商協助，我認爲在生化醫學科技如此昌明的今天，憂鬱症與

失眠問題只不過是心靈上的小感冒罷了。因爲，病人一定會康復！

我必須說自己很幸運，因爲我能遇見黃醫師！這幾年來，在報章雜誌讀到不少憂鬱症患者輕生的新聞，其中還有不少是「人生勝利組」，但最後都難逃病魔的摧殘！身爲過來人的我，眞的很想告訴他們：「憂鬱症一定有藥可以治療，失眠一定能夠不再來打擾！只要乖乖與醫師緊密配合，找出最適合的藥物，就能走過生命的幽谷，繼續開創精采的人生！」

就像現階段的我，不僅吃得下、睡得著，事業還不斷往上攀升！我也走向夢寐以求的音樂舞臺，唱著一首首動聽的百老匯歌曲！有時我不禁會想像，如果當年我沒有遇見黃醫師，現在的我是不是能如此自在快樂地盡情揮灑人生？當然，或許有一天心靈上的小感冒會復發，但這次我不害怕！因爲我有最專業的醫師與最先進的藥來協助我！

這次很開心知道黃醫師要出書了！深切祝福新書大賣！我認爲這本書最珍貴的元素將是有更多人能因爲閱讀這本書而遠離失眠、擺脫憂鬱，獲得重生的勇氣與力量！

（本文作者爲美聲主廚）

各界盛讚

本書是黃偉俐醫師基於豐富臨床經驗所淬煉出的結晶，文筆清晰、幽默好讀，是追求睡眠健康的好書，也值得精神醫療專業和心理衛生工作人員參考。

——胡海國（財團法人精神健康基金會董事長）

一夜好眠對於患有心臟疾患的病人相當重要，本書讓我們簡單、有效地每夜好眠連連。

——張恒嘉（臺北慈濟醫院心臟內科主治醫師）

黃醫師輕快幽默的筆法，讓你沒有負擔地知道如何善用與戒除安眠藥！

——陳豊偉（高雄快樂心靈診所院長）

本書內容專業豐富，但深入淺出易於閱讀，破解很多人對於失眠的迷思。不管是對於有失眠困擾的人，或是壓力過大的現代人，閱讀之後應該都會非常有收穫。

——楊士範（關鍵評論網共同創辦人暨內容總監）

本書是失眠問題的微百科全書，閱讀它，服用它，它是您最好的安眠良方。

——楊斯棓（醫師）

黃偉俐醫師以臨床精神科醫師的治療經驗撰寫此書，內容詳盡，值得閱讀。

——賴德仁（臺灣精神醫學會理事長）

李明濱（臺大醫院精神醫學部主治醫師）、林芳郁（亞東紀念醫院院長）、林靜芸（臺灣第一位女外科醫師）、周元華（臺北榮民總醫院精神醫學部社區復健科主任）、諾弗勒（作家）、陳斐娟（《54新觀點》主持人）好眠推薦

自序

讓這本書，成爲遠離安眠藥的關鍵

雖然十幾年來我刊登在報章雜誌以及網路上的文章眞的不少，但這是我的第一本書，謝謝如何出版社給我這個機會。行醫十幾年，看過的病人應該破萬了吧！其中至少七、八成都有睡眠困擾，而眞正到最後能不吃安眠藥的實在不多。

隨著精神醫學的進步，現在因失眠求診的病人，只要之前沒有習慣或長期使用安眠藥，透過正確的診斷、新的治療模式，有很高比例的病人眞的可以遠離安眠藥。但是，這靠的不只是藥物治療，還需要學習睡眠方面的知識、改變工作與生活的習慣。希望減少使用安眠藥人口的同時，也必須讓服用安眠藥的人吃得安心，不要越吃越多。這本書正是希望達成這樣的目的。

各種人生際遇，培養出醫師必備條件

而能夠完成這本書，首先要感謝我的父母，他們都是老師，在我身上投注很多的愛。很多人覺得我是很酷的精神科醫師，但是眞正的愛正如我父母給予的，是內斂的，某種程度也是嚴格的。

接著要感謝我臺南一中時的同學，侯文詠。我高中時目中無人，曾經對他說過很殘忍的話。但是我一直把這件事放在心裡，因爲我最終體悟到有些堅持是必須的，人跟人之間必須有尊重、誠實，否則會活得很可憐。就像花一分鐘問：「安眠藥要不要照上次一樣開？」也可以改問：「你才二十二歲，打算就這樣吃安眠藥一輩子嗎？」結果換來白眼或未來無數次的討論，甚至給自己壓力只爲了替病人找出失眠成因。其實，**人生就跟吃安眠藥一樣，必須做選擇，而我的選擇是：盡醫師該盡的本分，盡心盡力幫助病人，不放棄**。

感謝給我機會看見世界的跨國大藥廠。做了四年主治醫師，也提供了不少心理治療，接著又接了幾個高階主管的諮商案例，他們描述的感受，其實不管多努力，我也同理不到，讓我覺得必須走出去看看外面的真實世界，不是只有聽病人講。所以我到外商藥廠擔任醫藥學術處長，但是我不負責推銷藥品，而是負責臨床研究跟解決學術問題，尤其是藥物安全性的部分。這一塊在醫學教育中很貧乏，因此這幾年的經驗讓我在重拾醫師職務後，對於藥物的使用有了更新、更清楚，也更深入的看法。

更要感謝諸多願意給我機會的病人，病人永遠是醫師最好的學生。本來相信研究中講的，只要使用一種抗憂鬱藥物治療焦慮症就好。但是病人說加上長效抗焦慮藥物對他效果更好，連安眠藥都不用吃。這是眞的，這樣做能讓很多病人根本沒機會愛上安眠藥，也可以早點減藥、停藥。

奧妙的大腦，讓失眠也成為人生學習

我不完美，精神醫學也是。腦子是個非常奧妙跟複雜的地方，人們不清楚的恐怕比弄懂的多。正因如此，精神醫學這個東西對我才依然有吸引力，讓我可以一直保持熱情對待病人。

希望這本書不僅可以幫助病人、家屬，也可以做為醫病討論溝通的基礎，讓失眠不要再來打擾。但是要記得，有時短期睡不著沒關係，請當它是一個省視自己情緒跟生活的機會。

Part I

知識篇

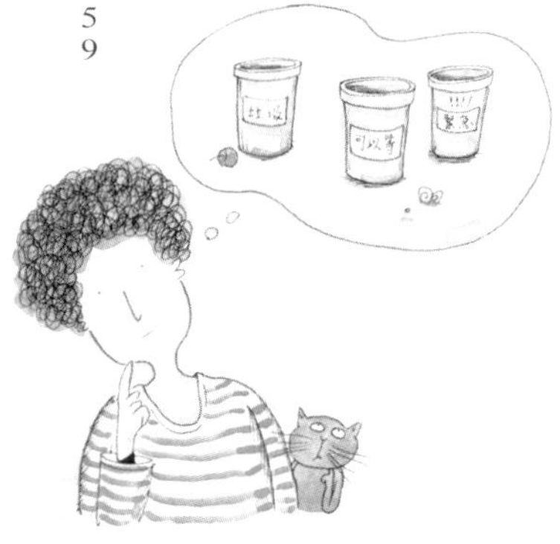

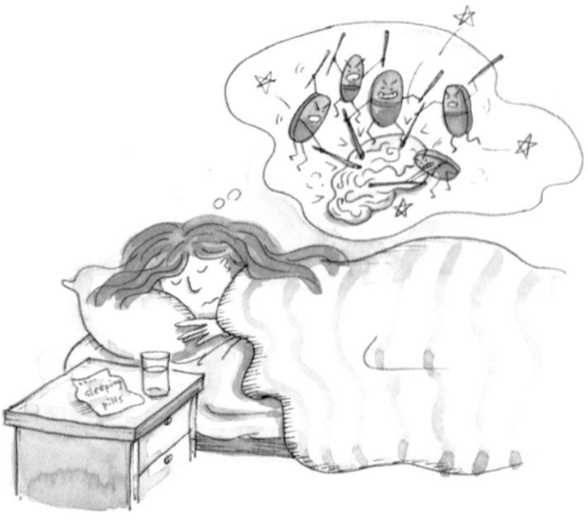
sleeping pills

Part II

實作篇

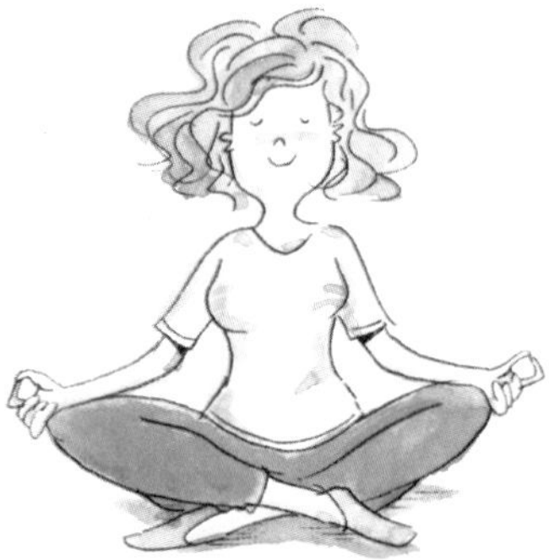

第1章

怎麼回事！
臺灣人把安眠藥當糖果隨便吃！

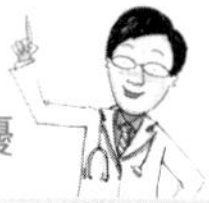

有一次我去診所附近的商店買東西，老闆知道我是精神科醫師，就開玩笑說「你們的病人好可怕啊！常常會從七、八樓飛下來，像昨天電視報導那樣，蓋恐怖。」雖然這應該是眞的，因爲自殺的病人九成以上都有憂鬱症，但這也是對精神疾病患者很大的誤解，當然也是社會很普遍的偏見。

大腦中跟情緒、思考、知覺、驅力等功能相關的疾病，至少占總人口的四十％，單單一生中曾得過重度憂鬱症的女性就占二十五％，焦慮性疾患則至少占三分之一；假如再加上酒癮、藥癮、毒癮，那精神科醫師要照顧的病人眞的太多了。所以最後會自殺的，只是精神疾病患者中非常非常小比例的一群。就像隨著醫療進步，很多癌症病人都可以治癒，尤其是早期發現早期治療，像前副總統蕭萬長先生、永遠的孫越叔叔不都康復了嗎？精神疾病患者也一樣，大家千萬不要有偏見，就能早發現早治療，精神科的治療其實跟治療癌症一樣，也在快速進步中。

其實因爲失眠來診所求助的病人是最多的，光是安眠藥，我一個月就要開出數以萬顆。但是，開立安眠藥對我來說是件很痛苦的事，因爲我自己也很討厭吃藥，單單高血壓的藥我就排斥了很久。畢竟人沒事幹嘛每天塞藥過日子？

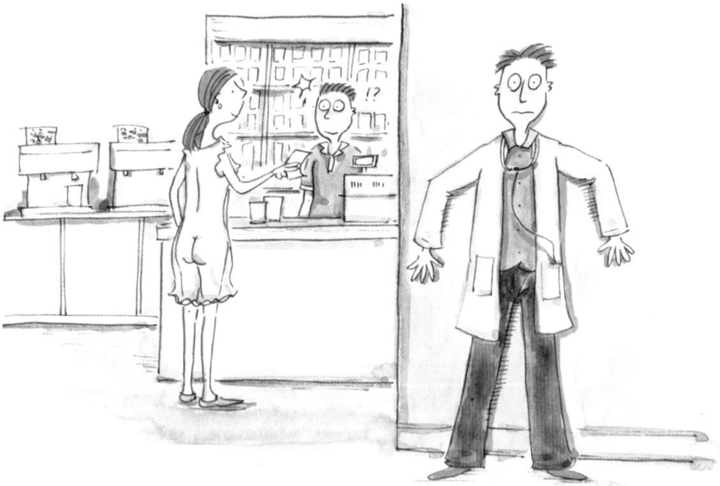

可是，就在幾個月前，發生了一件跟安眠藥相關、令我糗到爆的事情。當時剛結束了晚上的門診，我正打算進去附近的便利商店買點東西解飢。透過大片玻璃，我看到一名女性的結帳背影，但她只穿著粉紅色的透明睡衣，裡面什麼都沒穿，曲線畢露。我心中知道不妙，往上一看到臉，「那不是我的病人嗎？」我一時受到驚嚇，下巴都快掉了，趕快閃到一邊漆黑的角落，過了一會確定她已經走遠，我把下巴確實合上才走進去買東西。

「剛剛那位是你的病人吧？」

店員認得我，一天到晚叫我神經病醫

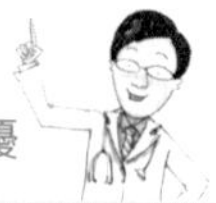

生，被我抗議了好幾次。這時講話可神氣了！好像當精神科醫師就活該被歧視。

「嗯！」我眞是無言以對，這次不鬥嘴了，結完帳趕緊離開。

吃了含某種成分安眠藥的病人，最大的問題就是會出現這種類似夢遊的後遺症。我在門診裡聽到的夢遊故事多到令人無法置信。**這種「左批眠」成分的安眠藥是目前臺灣食用最氾濫的，其造成夢遊的機會應該也是最高的**，可高達五％。但是因爲睡得最快、醒來後感覺最舒服，沒吃又會恐慌，所以很多病人往往明知有問題，卻還是要吃。連有些醫師也持贊成的論點，還說「瑕不掩瑜」，眞令我「藍瘦香菇」。有一位老婆婆明知自己吃了安眠藥之後一定會找東西吃，所以要吃藥前還得先用一條大鐵鍊把冰箱鎖起來。連病人自己都覺得很辛苦，但死也不肯換藥。

第一次來看診的二十二歲女性，一進診間就開口說：「醫師請開安眠藥給我，我要每天兩顆的那個史ＸＸ。」指的就是含有左批眠成分的安眠藥。

她的健保ＩＣ卡顯示，她已經使用這個安眠藥超過兩年。從不到二十歲時每天吃一顆，半年不到，很快地就變成每天吃兩顆。到現在，她已經是熟門熟路的老鳥，知道找精神科專科醫師拿藥。因爲其他科醫師受限於越來越嚴格的健保規定，每天最多只能開一顆，只有精神專科醫師才能開兩顆。

「小姐，我是醫師。醫師負責看病，不是賣藥的。」眼看她一副連坐下來都不肯，又頤指氣使的樣子，我覺得內心有點受傷。

「我就是每天要吃兩顆小史①才睡得著啊！每位醫師都這樣開給我，我也沒多吃。」她翻了一下白眼，一副我在找她麻煩的語氣。

「是的，電腦上也是這麼顯示，可是小姐妳才二十二歲，打算這樣一直吃到老嗎？人生還有好幾十年耶！可以討論一下妳爲什麼會失眠嗎？憂鬱、焦慮，還是工作有壓力？妳知道這個藥可能會造成夢遊嗎？」

「醫師，我很急耶！沒時間跟你談這些，別的醫師也沒問我這麼多問題，下次再說好嗎？」

① 病人有時喜歡幫藥取綽號，什麼小白啦、胖胖丸啦，感覺比較親切。

很多長期吃安眠藥的病患不想多談什麼，只要醫師聽從指示，乖乖開他們需要的藥。當時氣氛有點不太好，我也不想囉嗦，何況這種情況下又真的能討論什麼？於是當下立馬就開了兩個禮拜的藥給她。她本來還要求開一個月的藥，但我當然不能照做，不然當醫師也未免太沒原則、太沒尊嚴了。更何況健保規範初診病人只能開立這種藥一個禮拜，我又不是賣藥的藥頭，寧可就此損失一個病人，而她也真的從此沒有再回診。

臺灣人好會吃！一年吃掉三．三九億顆安眠藥！

大家都覺得精神科醫師最大的問題是「吸收太多負能量」，但對我來說，最累的是：幾乎每次門診都要處理這些只拿安眠藥、卻不願跟醫師討論病情的患者。尤其是每天動輒吃個七、八顆，甚至十顆以上的安眠藥濫用者，每次被我拒絕都要盧很久，一個早上來個三次，我的頭就開始痛，心情也變得很差。

不如先來看看安眠藥「小史」的使用說明，也就是使用最氾濫的史蒂諾斯：

1. 六十五歲以下成人：睡前一錠。
2. 六十五歲以上成人：初劑量以二分之一錠睡前給藥。
   每日請勿超過一錠。
3. 通常短期間給藥治療。

副作用／警語

短期（十天內）使用常見的不良反應為：
嗜睡、頭暈及腹瀉等。
長期（四至五週）則有頭暈及類似服用迷幻藥的感覺。

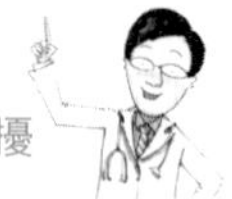

這些劑量限制或短期使用建議，根本都沒有人遵循，有些人甚至沉迷在類似迷幻藥的感覺，連白天也吃，看診時都神智不清、走路搖搖晃晃。當我嚴詞拒絕開藥時，有人拿不到藥就賴在診間不走，有人苦苦哀求淚眼相對，甚至有人拍桌叫罵威脅堵人……這時我會問自己：「幹嘛苦口婆心好言相勸。不過就是看個門診嘛！何必搞得又累又氣，人身安全還受到威脅呢？」

在診所上班的學弟有次親眼看到病人一拿到小史，就站在飲水機旁把整排二十顆藥吃光光。氣得他衝出去罵人，叫病人以後不用再來了。

這類缺乏自制力的病患吃得越久，隨著年齡增長，沒藥根本就像要他們的命。有時搞到甚至得威脅叫警察來，他們才肯悻悻然離去，讓醫師得花費很多力氣跟他們纏鬥，還要有不怕被揍的膽子。

據衛福部調查，二〇一四年全國安眠藥用量達三．三九億顆，創歷史新高。三億多顆聽起來很嚇人，但也有點抽象。簡單來說，要是以每天固定吃一顆安眠藥，三．三九億顆大概夠一百萬人吃上一年。

一百萬人不多嘛！臺灣兩千三百萬人，才占總人口四％。但是扣掉二十歲以下的人口與在大陸的百萬臺商，就變成六％左右。假如再加上不用安眠藥，只用鎮定劑（短效或中效抗焦慮藥）的、漏報的[②]，這代表**臺灣差不多每十個成年人中就有一個必須靠藥物幫助失眠**。

「天啊！真的嗎？」這個比例代表身邊的同事、親友，幾乎一定有人在吃安眠藥，而大家可能一點都不知道。

二〇一五年的調查則顯示，曾為睡眠障礙所苦的有六百萬人，長期有障礙的則有兩百五十萬人[③]。表示每五人就有一人有睡眠障礙，包括難以入睡、早醒、睡眠品質不佳。這個數字遠超過剛剛提到的一百萬。原因是有些人選擇吃中藥，有些人連醫師都不看，或自行到藥房買幫助入睡的藥物[④]。還有很多打死都不願吃藥，寧可喝酒自我治療，或夜夜在床鋪上煎魚跟煎熬。

② 你以為政府管很嚴嗎？監察院報告顯示，光是史蒂諾斯這類藥物，每年有兩千萬顆不知去向。
③ 出自衛生福利部心理衛生專輯（09）睡眠與精神健康。
④ 通常是治過敏的抗組織胺，可能讓你起床後依然昏睡一整天。

安眠藥便宜又安全，吃一輩子也沒問題?!

「醫生，你開了一個月的安眠藥給我，不怕我一次吃光會死掉嗎？」

偶爾就是會遇到這類患者，喜歡測試醫師有沒有關心他。

「喔！抱歉，現在的安眠藥太安全，就算半年、一年的藥一次吃下去，頂多只會讓你睡上幾天。醒來什麼事都沒有，連洗胃都不用。你只會失望，不會失去性命，但是你確實可能因爲神智不清、跌倒撞到頭而死，或被自己的嘔吐物嗆死，所以還是不要啦⑤！」

即使面對精神科患者，醫師也要展現幽默感。所謂言教不如身教，在遭受測試的壓力下，醫師越是輕鬆以對，患者對自己的病情反而更能正向看待。

有的安眠藥，健保價甚至只有兩塊錢，眞的比糖果還便宜。現在隨便吃個自助餐就要一百多塊，算起來，一整個月的安眠藥還比較便宜。而安眠藥除了便宜、醫師隨便開、不怕健保核刪之外，政府跟醫師不怕你終身吃藥的另一個原因是「太安全」。在一九四〇年之前的安眠藥都是巴比妥酸鹽類，有肌肉鬆弛跟抑制呼吸的作用，要是藥物過量再加上喝酒就很容易致死。不過，巴比妥酸鹽後來只能用在手術或檢查時的麻醉，之後發展出來的**安眠藥幾乎都沒有致死劑量，意思是「吃再多也不會死」，也不會造成器官功能的傷害，包括大家最怕的肝跟腎**。

一旦病人已經長期依賴安眠藥，指「半年以上每天都要靠吃安眠藥入睡，不吃更是完全睡不著」，醫師要花多大的力氣才能讓他們願意重新思考「不吃安眠藥的可能性」？並且願意跟醫師好好討論呢？

要是已經吃了好幾年，而且是天天吃，不吃完全睡不著的病人，單單是讓他們考慮「不要依賴安眠藥睡覺」這檔事，可能就要花上十幾分鐘解說。仔細詢問可能影響睡眠的工作跟生活狀態，又要再花上至少二十分鐘。更不用說探討可能造成失眠的壓力源、負面情緒則需耗時更久。而這一切對治療失眠都很重要，但是習慣

⑤有非常非常少數致死的病例，一般致死原因是癲癇，不能說絕對安全，若過量服用還是留在醫院觀察為宜。

只吃安眠藥解決問題的病人，他們可不願意頻繁回診，有時連討論都嫌煩。像是一週一次的「認知行爲治療」，每次要花上半個小時以上，整個療程則需要至少六至八週，這時病人寧可藥拿一拿趕快走人。而健保署基於費用控管，基本上不太支持像認知行爲這種心理治療的項目，甚至動輒刪減、罰錢，從不在意病人被養成藥罐子。他們只看到眼前的總預算，關切一個病人是不是花太多錢。

所有安眠藥的使用說明都建議只能短期服用。美國據說規定更嚴格，不可以服用超過三個月或半年。但是因爲安眠藥太便宜、太安全，臨床上又看到很多病人一吃幾十年，活到七十多歲也都沒事。醫師看診最容易的就是只要說：「拿藥喔？照舊？」不到一分鐘就看完了！頭都不用抬起來進行望聞問切，病人也高高興興地拎了一袋子的藥回家，這個月不用再擔心睡不著。這樣的結果，就是不知不覺把病人養成藥罐子。

你是安眠藥的藥罐子嗎？即使你不是，身邊的親友也很有可能是，只是大家都不說而已。有一次我到老年大學演講，在座的都是七、八十歲的老人家，加起來有能有五千歲。

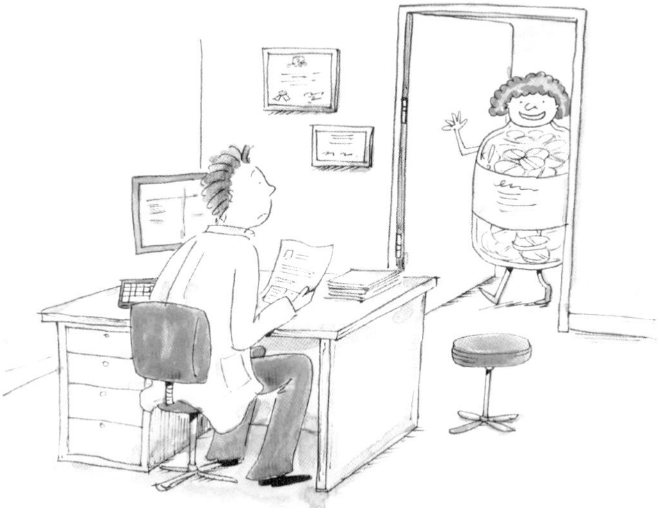

「你們有吃安眠藥的請舉手。」零零星星慢慢舉起的手，剛好湊足五根手指頭。怎麼可能，我心想至少會有二十位舉手才對。

等到演講結束，那可精彩了，只見大家神秘兮兮地從包包裡拿出安眠藥，都問我同一個問題：「黃醫師，我一定要吃這個才能入睡。已經這樣很久了，有沒有關係啊？」

眼見想上前詢問的人越來越多，早過了中午十二點，肚子也越來越餓的我只好尿遁，結果一路被追問到廁所門口。還得故意在裡面多待一會兒，偷瞄了一下，眼看外面沒人，機不可失趕快閃。

失眠的問題跟安眠藥的使用，會因年紀變老而增加。隨著人口老化，臺灣人每年吃的安眠藥很快就會超過四億顆，但也只不過花個十來億就可以讓一、兩百萬人免於失眠之苦，聽起來好像還不賴？只是安眠藥真的能治失眠嗎？

從來沒有人教醫師如何好好治療失眠！

「醫師，安眠藥真的安全嗎？」

「安眠藥吃了會不會早死？」

「安眠藥吃多了會不會失智？」

年紀比較大的病人最喜歡問這些。

不管我怎樣引經據典，科學研究對他們來說依然是冷冰冰的數字與機率，疑慮始終存在。他們每天活在恐懼裡，每次來看診都要問一次。我後來學會一件事，那就是反過來問他們：「假如都不要吃安眠藥每天睡不好，可是能多活兩年；另一種選擇是，每天吃安眠藥一覺到天亮，但會少活兩年⑥。如果啦！你要選哪一種？」

「醫師，我還是吃安眠藥好了。」

我從來沒有遇過選擇「不吃安眠藥多活兩年，但是每天睡不好」的病人。這時他們就會卸下心裡的大石頭，從此不再問這些問題。因為那個剎那，他們真心體悟「活得好比活得久重要」。是的，當人的平均壽命都已經超過八十歲，加上現有安眠藥使用超過五十年，還沒有確切證據顯示確實有安全疑慮時，我們到底在怕什麼？這是否為對失眠的恐懼，外加對生命的貪婪？

是的，雖然有研究說睡太多或睡太少都可能減短壽命，但因為沒有足夠證據表示失眠會致死或早死，所以跟三高、心臟病、癌症比起來，睡不著實在是小問題。住院醫師值班看急診、搶救病患，甚至徹夜準備學術報告，一整夜沒得睡，隔天繼續上班十小時，是醫師們習慣的生活方式。心臟科總醫師輪值加護病房時，幾乎一整個月沒怎麼睡覺更是常有的事，沒人覺得失眠有什麼大不了。壓力太大？過

⑥ 沒科學證據說會減少壽命，這只是假設性的問題。

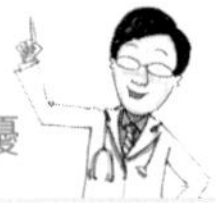

勞死？是你自己不夠強。醫師不是人，連勞保都沒有。睡不著，開安眠藥吃不就好了？我一個診要看幾十個門診病人，哪來的時間跟力氣討論怎樣不吃藥睡覺。

醫學院的學習中，花在學習睡眠障礙的時間不會超過一天，也不是每位醫師都會在精神科實習。即使去了精神科，短短幾個禮拜要學習思覺失調症（以前叫精神分裂症）、雙極情感性疾患、憂鬱症、恐慌症、藥物跟心理治療，時間實在不夠。而且可能是造成最多失眠成因的廣泛性焦慮症，最近十幾年才在精神科引起注意。所以絕大多數醫師真的不會判斷失眠成因，更遑論治療。

但是失眠影響的人太多，睡不著的痛苦也不是一般人能想像。尤其是每天吃的安眠藥，更是讓人又愛又怕。身爲精神科醫師，我沒有一定要挽救生命的雄心壯志，而是相信**「活得好比活得久重要」「我們可以選擇不靠安眠藥過日子」「即使真的要靠安眠藥過日子，也要能放心的吃」**。幫病人減少痛苦、解除疑慮，本來就是醫師的職責，也是出版這本書的目的。

若只要開安眠藥，就可以解決失眠問題的話，不需要念醫學系，只要讀過書能寫字的人都能做⑦。但要讓病人不吃安眠藥，即使是精神科專科醫師都很難做到，這不僅耗時又費力、既傷精神更傷荷包。所以開藥對醫師跟健保負擔來說CP值最高。這樣的兩難，不由得讓我想起很久以前聽到的一個故事：

一間診所的老醫師退休了，他的醫師兒子接班後，訝異地發現，其實很多病人根本可輕易治好，不用治療那麼多年。

他跟父親說：「爸爸，你的醫術是不是不太高明啊？為何很多老病患一下子就被我醫好了呢？」

「笨兒子啊！要不是這樣，你跟你弟弟念醫學院的學費從哪裡來？」

⑦ 找十名高中生，讓我來教十分鐘，另加一本寫好十原則的秘笈，保證比九十%的醫師高明，因此我高度懷疑不會讀書寫字也懂得開安眠藥。

第2章

了解睡眠機制，
才能遠離失眠

三十歲的家庭主婦小婷向我抱怨：「每一次我要睡覺的時候，不知道爲什麼腦子裡就浮出一些亂七八糟的東西，越是叫自己不要想，越是睡不著。尤其是身體明明很累了，腦子反而停不了無法休息。要是隔天有事，那鐵定完蛋，一定整夜都睡不著。」

我們談失眠，主要都是講入睡困難。門診中最常聽到失眠患者的描述，就是像小婷提到的「腦子停不下來」。那爲何會停不下來呢？大家有看過日本三一一大地震時的海嘯畫面嗎？幾十公尺高的大水瞬間像一面牆推過來，剷平地面上一切東西，不管是公路、樓房或樹木，只留下極少數堅固建築物的屋頂。

當我們要入睡時也像這樣，大腦的睡眠中樞發出鎮靜波，像海嘯一樣掃過整個腦部，讓醒著的腦細胞在極短的時間內都進入安靜的狀態。一開始可能還有一些零星的腦部活動，但很快的都會歸於平靜。（有關腦波的介紹，請參看左頁表格。）

「爲什麼腦子停不下來？」只要了解到原來**入睡要靠睡眠中樞的鎮靜波才能鎮壓撫平腦細胞的活動**，答案就很明顯了。通常是睡眠中樞有狀況，鎮靜波不夠強；

不然就是入睡前腦細胞太活躍，可以抵擋得了鎮靜波的襲擊。這兩種情形分別是：

◆**鎮靜波不夠強**：睡眠中樞隨著老化會功能漸失，所以老年人的入睡障礙比較多，這是大家知道的。其他情況則包括：憂鬱症時腦細胞功能整體下降影響睡眠中樞；提供睡眠中樞的能量不足（睡眠中樞有點像發條，白天的活動則在上緊這個發條）。像失業者、放長假無所事事的學生。當白天活動量不足時，往往要到天快亮，才蓄積足夠上緊發條的能量，最後就造成入睡困難，變成日夜顛倒。

◆**腦細胞入睡前太活躍**：陳先生，三十出頭就當上高科技公司研發部門的主

腦波的種類	波形圖	關聯性
β 波: 12~38Hz	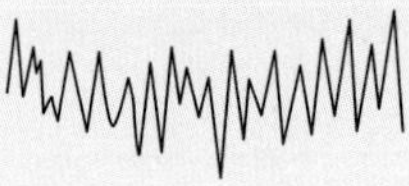	屬於「意識層面」的波，當進行邏輯思考、推理、解決問題或壓力大、憂慮時，容易測到 β 波。
α 波: 8~12Hz	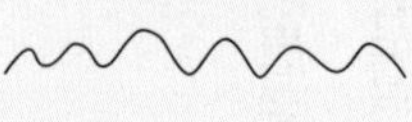	是「意識與潛意識層面」之間的橋樑，在閉眼、身心放鬆、發揮想像力時，易測到 α 波。
θ 波: 4~8Hz	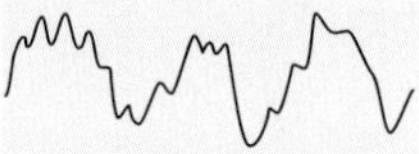	屬於「潛意識層面」「無意識層面」的波，在睡眠時會測到 θ 波及 δ 波，熟睡時主要以 δ 波為主。
δ 波: 0.5~4Hz	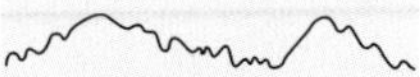	

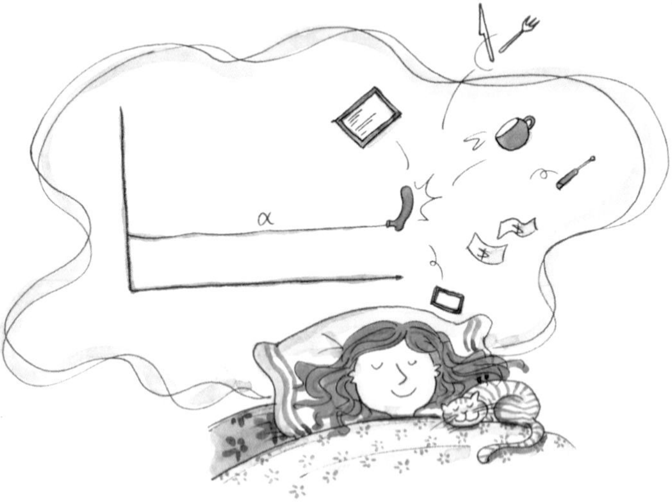

管，每天晚上七點多下班，隨身必備筆電，吃過晚飯沒事就打開電腦工作，半夜收發電子郵件是常有的事，但安眠藥也因此越吃越多。當他要入睡的時候，腦子裡都是代表思考跟壓力的β波，睡眠中樞的鎮靜波根本無法擺平活躍的腦細胞。

洪太太，六十歲，每次跟朋友約出門，前幾天晚上就開始擔心要穿什麼衣服、聊些什麼，甚至會不會遲到，擔心焦慮也讓睡前腦細胞太活躍，無法平穩入睡。

失眠是現代人的文明病？

失眠其實自古有之，只是現代人的生活作息跟農業時代有很大的不同。三班制輪班、二十四小時不休息的工作場所越來越多。加上最近的全球化、網際網路、3C手提裝置，還有沒同理心的老闆，等於一天二十**四小時可能都在待命狀態，這種變化更是讓失眠跟使用安眠藥的人口越來越多**。以英國爲例，一九九三到二〇〇〇年失眠的人口增加一倍，而這段時間也是3C產品開始進入一般人生活，到幾乎無所不在的時期。而根據臺灣的統計，這幾年來失眠的人口以及安眠藥的服用人口也逐年增加。

婉婷，二十八歲的櫃姐，上班的地方在台北東區，家卻在林口。下班回到家都十一點了，隔天早上卻要八點起床，才可能來得及上早班。這種情況下，不吃安眠藥根本「來不及睡著」。

小愉，熟女護士，固定上大夜班，晝伏夜出。每次出醫院大門都已經早上八點多，太陽都很大了。她一回到家會先洗澡、花半個小時滑滑手機、上網聊聊天，然後拉緊窗簾到一點光都不透。可是，不吃安眠藥就得花個一小時才能睡著，甚至得翻來覆去兩個小時才能進入深層睡眠。即便睡著了，之後也很容易中斷、早醒。

想睡好覺，你需要回到過去？

如果我建議大家「日落而息」，大家會說我是在練肖話、講笑話。因爲對很多人來說，「日落」後才是生活眞正的開始，連小孩上補習班都要到晚上九點才下課，更不用說還有人半夜才上班的。日落而息，是要息什麼碗糕啦！

其實讓我們回顧歷史，在十九世紀末人類發明電燈之前，幾十萬年來基本上都跟著太陽作息。從演化來看，**人類大腦中和生活及睡眠有關的設定，也都是以陽光的週期來決定**。

像農夫的作息就是：日頭一出，便扛著鋤頭出門，一直到太陽下山才回家。回家後洗個澡、吃完晚飯還會聊聊天、修補農具。兩、三個小時後，慢波（α波）開

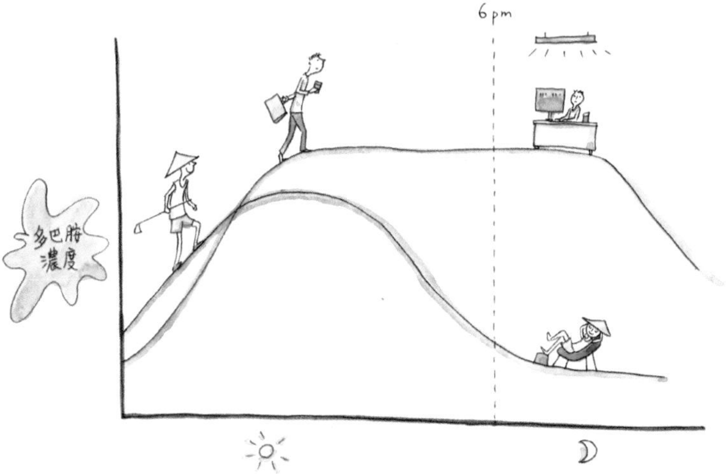

始出現，睡眠中樞就會發功讓腦部進入睡眠狀態。

從醫學研究來看，當眼睛開始接觸到陽光時，腦子就被活化，因爲光線的刺激會讓負責腦子清醒警覺的多巴胺開始分泌。到了日落，多巴胺不再分泌，會被相關的酶代謝，濃度也開始下降。代謝速度快的人，就是那種沾枕即睡、早睡早起型。代謝慢的人，則會比較慢才能睡著，就是俗稱的「暗光鳥」。

比起農耕時期，現代人的作息很不一樣，有的上夜班，有的工作長達十幾個小時，回到家也燈火通明，想到就滑手機或打開筆電繼續處理公事。所以生活作息完全違反了自然的機制，也難怪失眠的人越來越多。像前面講到的研發部門主管就是這樣，腦子不休息硬撐，再加上電腦螢幕光線的刺激，造成多巴胺繼續分泌，代謝不完就又趕著要入睡。腦子裡都是緊張的β波，造成腦細胞緊繃，怎麼可能睡得著？

或像是上大夜班的護士小愉，沒有一下班就戴上深色太陽眼鏡，回家又沒立刻拉上窗簾，還心想利用這一、兩個小時曬曬太陽比較健康。殊不知腦子是一見光就開始活躍，多巴胺急速分泌，等到要睡覺時再隔絕光線已經來不及了，整個腦部的訊息一片混亂，不僅難入睡也睡不好。

所以上大夜班的讀者，請下班後就立刻戴上最深色的太陽眼鏡，回家後立刻拉上最厚實的窗簾隔絕光線。曬太陽的任務交給身體就好，眼睛是靈魂之窗，一受光照就會讓腦細胞活躍，反而睡不著。因為**光線會發出強烈的訊息，告訴大腦「天亮了！醒來吧！該工作了**。[1]」

但是，只要日出而作、日落而息，就能保證不失眠了嗎？當然不是，在鄉間依然有很多失眠的患者。之前我在宜蘭當過兩年醫師，門診中失眠的病人也很多。除了老先生、老太太之外，年輕的學生、沒什麼事的家庭主婦、工作輕鬆的上班族，一樣都飽受失眠之苦。所以「沒有壓力、環境舒適、空氣好就不會失眠」，可以說是被誤解的常識。

沒什麼壓力卻失眠的人不少，這和腦細胞過度緊繃有關，其中也可能有女性常見的焦慮性疾患、憂鬱症等因素。另外，躁症、酒精跟非法物質的濫用，也會影響正常睡眠機制，造成失眠。

俗話說得好，「人在江湖，身不由己」，有些人爲了多賺點錢，就是沒辦法遵照自然機制過生活，必須依靠非常手段，像是吃藥或喝酒來入睡。不過，有一些該注意的事項，還是務必留意：

1. 正確的資訊。

---

① 身體照到陽光不會刺激多巴胺分泌。但是除了光線之外，溫度升高也是個讓大腦清醒的訊號。只是不會完全清醒，而是造成淺眠、多夢。

2. 瞭解是否有身體或腦部疾病。
3. 找對醫師、形成共識，以擬定治療計畫。
4. 學習睡眠本身該注意的生活事項。

在後續的章節裡，我會分別舉例說明錯誤資訊是如何充斥在我們四周，尤其在網路世界裡，眞假難辨。精神上的疾病常會造成失眠，最常見的焦慮、憂鬱、酒精與物質的濫用，會造成嚴重的失眠。常見的甲狀腺亢進也會造成睡眠障礙，雖然常見於年輕女性，但男生也有可能罹患相同疾病。即使是醫師開立的其他藥物，也有造成失眠的可能性，像是一些氣喘的口服藥物。但較多的是減肥藥品，裡面可能含有麻黃素、抗憂鬱藥，以前甚至還直接摻入安非他命。

介紹失眠的全部形成原因是不切實際的，因爲不同年齡、性別、體質都有不同的考量點。所以一**開始就找對醫師很重要，免得疾病不但沒有得到治療，卻讓自己成爲安眠藥的藥罐子**。尤其很多人超怕精神科，所以特別取了個較能爲大家接受的名字：「身心科」。太多人認爲得到精神疾病很可恥，害怕精神疾病會越看越嚴重，所以連精神科門口都踏不進去。但是精神疾病遠比想像的常見，也沒有想像的嚴重。精神分裂症都改名了，不是嗎？因爲精神醫學也在一直自我改進中，希望盡量科學化。

想要擺脫失眠，必須拋去心魔，跟醫師好好合作，擬定治療計畫。有些時候你最需要的只是多一點點耐心，多做一些功課。**睡眠這件事很特別，你越是擔心睡不著，失眠就越是跟著你**。做對了事情，慢活、樂活，你就能自然而然、舒舒坦坦地生活、睡覺，人生可以更健康也更豐富。診斷疾病雖然重要，但更重要的是能解決問題，讓大家能吃好、睡好才是最重要的。

第3章

打破安眠藥的迷思！對抗失眠！

「醫師，我跟你說，我不要吃安眠藥，像之前的醫師都只開助眠劑給我。」

助眠劑①？趕快用電腦查患者的健保ＩＣ卡，看看哪個醫師這麼厲害？有助眠劑這種東西嗎？結果揭曉，患者吃的就是最一般的安眠藥啊！

「小姐，不好意思，請問您吃的是戀ＸＸ這個藥嗎？」

「是的，醫師告訴我它是助眠劑，不是安眠藥，所以我放心地吃了很久，一切都沒問題。一直到最近，即便吃了藥也睡不著。」

「可是戀ＸＸ是一般常見的安眠藥啊！你確定之前的醫師說它不是嗎？」

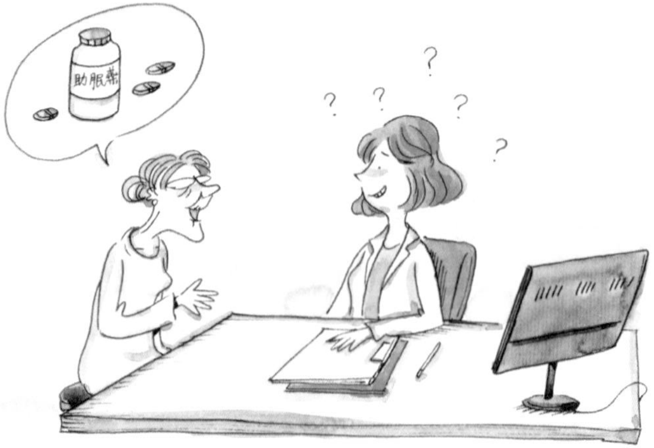

「眞的。我一再跟醫師吩咐說我不要吃安眠藥，他也再三跟我保證不是。」

安眠藥沒有你想的那麼可怕，亂吃才危險

接下來的故事呢？其實在這種情況下，醫師最好的選擇應該是繼續這個善意的「謊言」，滿足病人的需求。可惜我做不到，但說眞話的結果就是又損失了一位病人。在此懇切拜託各位讀者，如果認同本書的想法，尤其是那些不曾受失眠之苦的讀者，請不要再說什麼「安眠藥有毒」「安眠藥吃多了會失智、會變神經病」之類沒根據的話。這樣的「七嘴八舌」會害失眠患者擔心受怕，眞的會害到人。

請傳播正確的訊息，那就是：**「安眠藥是安全的藥物，服用沒問題，但是宜短**

---

①助眠劑非正式醫學或藥學的分類及名詞，而是在一般開架式藥櫃上或藥局裡，都可以買到的非處方類藥物，像是：褪黑激素或抗過敏藥物。抗過敏藥物的副作用是會嗜睡，所以能幫助睡眠，但其嗜睡時間對某些人來說可能很長，會影響隔日的精神，甚至造成車禍。高劑量的褪黑激素，或者是目前有作用在褪黑激素細胞接受器的安眠藥，服用後白天也可能出現嗜睡情形，不可大意。

期服用，並謹慎使用。同時，找對的醫師很重要。」「即使不得不長期服用也不需擔心，因爲截至目前爲止，不管是學術研究或醫師臨床觀察，也還沒發現確切的風險。」

「亂擔心」是失眠患者常見的問題，但外面多的是安眠藥不可以吃的傳言。有時更困擾的是，越來越多不嚴謹的研究，製造出很多亂七八糟的結果，像是致癌啦，失智啦，變神經病啦，但多半都是倒果爲因。換句話說，往往因爲罹患癌症、失智症，或其他早期尚未診斷出來的精神疾病在先，而失眠是這些疾病所導致的症狀之一，所以病人需要吃安眠藥；而不是安眠藥眞的造成癌症、失智症或其他精神疾病。

相對於很多人被嚇到吃安眠藥也不是，不吃日子更痛苦，也有很多患者完全不擔心亂吃安眠藥，這也是一個問題。這些患者不僅濫用，造成依賴安眠藥的機會大大增加；甚至把自己的安眠藥分給親友吃，把別人也養成藥罐子。**分食自己的藥物給他人，是很不負責任的事情**。但這種事情卻屢見不鮮，而且誇張到大家無法想像的地步。

「醫師，我已經失眠一年多了，都要靠吃安眠藥才睡得著。」

「可是爲什麼你的健保卡上，相關紀錄是一片空白？」

「喔！是這樣的，以前我父親有在吃醫師開的安眠藥，後來他不用吃了，就給我吃。」

吃別人的藥，竟然可以這樣吃一年多？你覺得誇張嗎？我可是聽多了。

網際網路很方便，尤其在蒐集資料上更是便捷。要是不想上醫院診療，還有一些號稱專家的達人會立即在網路上解惑。但是，在網路上搜尋失眠或精神相關疾病，往往很容易找到錯誤的資訊。最大的問題是：大家都想把失眠這個問題簡單化，但是**失眠的診斷很複雜，治療也因人、因病而異，需要科學化、客製化，讓安眠藥可以眞的只需短期服用**。

腦子的功能太複雜，醫學上對於失眠的診斷也還不夠成熟。即使是號稱睡眠專家的睡眠中心醫師、睡眠醫學會成員、神經內外科，甚至精神科醫師，對於睡眠障礙的知識跟看法可能都很分歧。像在臺灣，最有可能是造成失眠的第一名：

廣泛性焦慮症，尚有很多醫師，其中更包括精神科醫師，連診斷都搞不清楚，遑論治療②。

去醫院睡覺就能治療失眠？

李先生在來我門診之前，已經在某大醫院的睡眠中心睡了一晚，診斷出輕至中度的睡眠呼吸中止症候群。這個症候群分爲阻塞型、中樞型及混合型，其中阻塞型占九成，這些患者在睡眠中，呼吸道會塌陷，造成重複停止呼吸，因而血氧下降，打斷正常的熟睡期而無法深睡。就算睡了十多個小時，醒來後依然覺得疲倦，好像一夜沒睡。

睡眠中心的主任是位胸腔科醫師，他覺得李先生還不需要戴呼吸矯正器，就開了抗焦慮的藥物給他。可是，病人吃了藥還是睡不著啊！花了幾千塊去醫院睡覺，還是開跟安眠藥同一類的抗焦慮藥，最慘的是吃了也睡不著。這樣大肆折騰的意義在哪裡呢？醫院的自費項目賺了錢，但很多患者並沒有得到眞正幫助。其實，要診斷睡眠呼吸中止症候群，絕大多數只要一台錄音機就可以了。因爲呼吸中止症候群的病人一般都會打呼，假如聽到規律的打呼聲突然中斷一至數次後又再重新開始，那也就差不多確診了。而且一**般失眠患者的困擾是入睡困難，呼吸中止症候群不太會造成入睡問題，而是影響睡眠品質**。

李先生眞正的困擾是難以入睡，但檢查出來的卻是影響睡眠品質的「睡眠呼吸中止症候群」。雖然他確實有睡眠呼吸中止症侯群，但跟入睡無關。這樣的反差，其實就跟人類固守基本盤的天性有關。醫師經常如此做，病人也是。更何況有很高比率的失眠患者，一聽到醫師建議他們看精神科，臉色都不會太好看，怕從此成爲精神病患。以前的醫師眞的怕自找麻煩，因爲患者的反應往往很激烈。現在別科轉診病人給精神科醫師的情況已經很普遍了，反而是患者不願接受轉診到精神科的建

② 十年前開始，精神科才開始重視廣泛性焦慮症，但是相關的研究不多。直至目前為止，診斷上依然有不同的看法。以前常含糊籠統講的精神官能症，其實最多的應該是廣泛性焦慮症跟其他焦慮性疾患，如恐慌症、強迫症等。現在的診斷系統中早已沒有精神官能症，但有些醫師還是喜歡跟病人這樣說，是圖方便卻不科學的行為。

議，堅持做一些無謂的檢查。

精神科的一大問題是無法做明確的檢查，靠的是診斷準則跟醫師的經驗。害怕精神科或有偏見的人，對於沒有一套辦法來檢查，以得到肯定診斷這件事很難接受！他們常好奇爲何不能像量血壓、測血脂一樣，有儀器檢測、有抽血動作、有實際數字證明。很多人冀望睡眠中心，希望檢查後很快就有結果，醫生能做出正確診斷，然後治療好就不用再吃安眠藥。但是，**病人眞正能在睡眠中心得到的幫助並不多，能夠檢查出來的病更有限**。後續不管是戴矯正器或吃安眠藥，其實都不會「斷病根」，所以國人才會一年吃掉三億多顆安眠藥啊！

你做的檢測都是必要的嗎？

我有位病人平常吃太多安眠藥跟抗焦慮藥物，門診時我一直希望可以做心理諮商，因爲他不會處理壓力跟焦慮，遇到狀況就猛吸菸、狂吃藥，但是他都以太忙拒絕了。有一次，媽媽發現他吃藥的情形後，硬逼著他去找另一位醫師，並且強調不想再服用任何藥物。

結果，花了兩千元作自律神經檢測、五千元抽血檢查，再加上幫助睡眠的一週腦部保健食品又將近兩千元。後來，消失兩個月的他又回頭來找我看門診，告訴我爲什麼沒有固定回來拿藥時，我好奇地問他。

「那你抽血時做了哪些檢測項目？」

「不清楚，醫師沒說。」

「哪些項目異常？」

「不知道，醫師沒解釋。」

「保健食品吃了覺得如何？」

「沒幫助，所以才又回來找你開藥。」

另外一位初診病人來看我的門診前，際遇跟上述很類似，在一家號稱藉著調整自律神經可以治療失眠的診所看了一個月，光自費的檢查就花了上萬元，也不知道做了什麼抽血檢測項目。說是最近很流行的自然醫學，跟叫人吃藥的西方醫學不

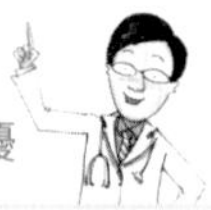

同，還號稱癌症可以不藥而癒。結果病人治療了一個多月都沒有進步，跟該診所抱怨，反而被數落了一頓，說要做三個月才會見效。但是三個月就要花掉好幾萬元，有多少機率眞的有效呢？有沒有科學證據呢？

在醫療方式上，還有一派屬於自然醫學，又稱自然療法，採用把人體視爲一個整體的觀點。他們相信人體有自癒的能力，希望能利用自然界存在的物質和人的自主能量來預防和治療疾病。鼓勵人們或病患盡可能減少外科手術與服用化學藥物，多使用自然、不具侵犯性的治療方式來改善病況、促進痊癒及保持健康。

有一陣子，電視節目上某某藥學博士說：「補充鈣質能幫助改善失眠及一些精神疾病。」一時之間，各種自費的補鈣產品蜂擁推出，流行了起來。但不管是醫學或藥學，應該都很清楚血液中的鈣濃度，會調控在一個適當的小範圍內。鈣太多，就先存在骨頭；鈣太少，再從骨頭中釋出。不分青紅皀白猛吃，補太多可是會造成泌尿道結石的。

雖然很多發明一開始也經常被認爲是胡說八道，像是照相機會攝人魂魄的傳言，一開始也有很多人信以爲眞。對於保健食品、非正規醫學的特殊治療方式，其實可以採取開放的態度，也不用一味排斥。但是，合理的收費、科學的態度與研究的證據很重要，更不能說要等上三個月才知道療效。**太多的保健食品絕對會增加肝臟的負擔，可能比吃藥的影響大很多**；未經檢驗的成分，其安全性不會有人知道，尤其長期使用的安全性更是需要嚴謹的追蹤研究，但有人在做嗎？

也有很多人把失眠歸因於自律神經失調，但這並不正確，下一章會針對大家最有興趣的自律神經失調做說明。而對於市面上很多過度誇大自律神經治療的保健食品廣告宣傳，請大家務必謹慎看待。畢竟，臺灣人的詐騙能力可是世界知名。

第4章

睡不著，
千錯萬錯都是自律神經的錯？

有一次接受網路媒體的採訪，記者一直要我談自律神經跟失眠的關係。至於結論呢？其實記者已經下好了：「自律神經異常會造成失眠。」不管我再怎麼解釋這兩者之間沒有固定的因果關係，她就是聽不進去。相同的，很多病人有失眠、頭痛、肌肉緊繃的症狀，一開始就說自己是自律神經失調。

某一天入住民宿時，電視上剛好播出一個健康節目，字幕上洋洋灑灑寫了一堆症狀，包括失眠、頭痛、肩頸緊繃。這時，民宿裡另一位客人看了，急忙打電話：「姊啊，趕快打開ＸＸ台，現在上面講的自律神經失調症狀，我們好像都有耶！趕快打開電視看。」

左頁是從網路廣告很多的拉ＸＸ醫學苑網站中，找到的自律神經失調問卷表：這才眞的叫一網打盡！還加油添醋、添色素、添塑化劑，外加添一大堆口水！第二十七項的「眼睛發癢」是過敏！最後一項「痔瘡」是來亂的吧！我的看法是，把家裡美國尺寸的大馬桶換掉，改用比較小巧、適合東方人屁股的本土品牌就好了。醫師傳播這樣錯誤到極其離譜的資訊，只爲了多招攬「顧客」，並讓病人接受不正規又花大錢的治療，這樣民眾如何分辨訊息眞僞呢？當我用搜尋引擎查詢自律

------門診問卷表--------

姓名：______________　病歷號碼：______________

您最近是否出現以下的症狀呢？　符合的打○，特別嚴重的畫X。

1.心理倦怠________
2.生理疲倦________
3.身體無力________
4.盜汗________
5.容易感冒________
6.感冒很難治好________
7.容易暈車________
8.手腳冰冷症________
9.冒汗(全身、手)________
10.不出汗________
11.焦躁________
12.易怒________
13.憂鬱________
14.不易熟睡________
15.睡眠較淺________
16.早上起床不舒服________
17.頭痛________
18.頭重感________
19.血氣上衝________
20.思緒不集中________
21.臉疼痛________
22.頭暈________
23.起立性昏眩________
24.眼睛模糊________
25.眼睛疲勞________
26.視力減退________
27.眼睛發癢________
28.眼睛乾燥________
29.耳鳴________
30.耳朵聽不清楚________
31.喉嚨疼痛________
32.喉嚨很嗆________
33.喉嚨很乾________
34.經常出現口內炎________
35.反覆出現扁桃腺炎________
36.舌頭疼痛________
37.嚐不出味道________
38.打噴嚏________
39.流鼻水________
40.鼻塞________
41.聞不到氣味________
42.打鼾________
43.磨牙________
44.頸部、肩膀痠痛________
45.背部痠痛________
46.狐臭________
47.手發麻________
48.手顫抖________
49.血壓高________
50.血壓低________
51.胸苦悶________
52.心悸________
53.呼吸困難________
54.沒有食慾________
55.胃腸較弱________
56.胃部不快感________
57.胃灼熱________
58.噁心________
59.常打飽嗝________
60.肚子發脹________
61.經常排氣________
62.腰痛________
63.腳寒冷________
64.腳發燙________
65.膝痛________
66.腳抽筋________
67.腳發麻________
68.腳浮腫________
69.皮膚皸裂________
70.皮膚凍傷________
71.長雞眼________
72.皮膚發癢________
73.脫毛較多________
74.經常出現蕁麻疹________
75.容易長濕疹________
76.指甲剝落、破裂________
77.有香港腳________
78.慢性便秘________
79.經常下痢________
80.下痢便秘交互出現________
81.頻尿________
82.曾經尿失禁________
83.夜間多尿________
84.有殘尿感________
85.性慾減退________
86.陽痿________
87.生理不順________
88.生理痛嚴重________
89.因不孕症而煩惱________
90.有痔瘡的困擾________

神經失調」時，點開前面十項，竟然有九項提供的知識並不正確。其中幾乎都會看到「失眠、頭痛、焦慮、憂鬱、肩頸緊繃都是自律神經失調造成的問題」，但事實上眞的不是這樣。

自律神經vs.自主神經，傻傻分不清

中樞神經系統（包括腦部及脊髓）是人類最複雜的器官，透過各種感覺神經接受來自身體各部位的訊息，經過反射或複雜的處理，再把訊號傳到身體其他部位去執行，另外還在腦部引起複雜的情緒反應跟回饋學習。有兩個系統來執行這些命令，就是：自主神經系統及自律神經系統，請看左頁圖：

自主神經系統控制的是我們的肌肉，能透過我們的思考下達指令與控制，而傳達指令的媒介主要是運動神經元。

自律神經系統控制的則是我們的器官，包括分泌腺（如淚腺、唾液腺）、心、肺、胃、腸、膀胱、汗腺等。這些平常不爲意識所知覺的器官與腺體，除非經過特

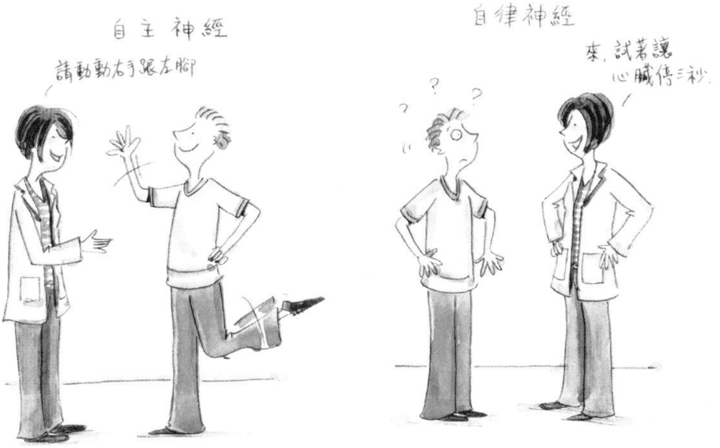
自主神經
請動動右手跟左腳
自律神經
來，試著讓心臟停三秒

殊訓練，其運作也不受我們控制。

自律神經失調到底有哪些症狀？

自律神經失調的症狀，從頭到腳，大約可以造成十項左右常見的症狀（如六十五頁圖），但這些症狀並不一定會全部一起出現。種類與嚴重度因人而異，一般來說，患者至少會出現三到四項症狀，但因頻繁求醫，會嚴重影響生活跟情緒。

以下列出自律神經失調造成的症狀，並稍加說明：

眼睛乾澀。交感神經控制淚腺，造成眼睛腺體分泌不足，常診斷爲乾眼症。

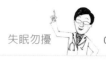

口乾舌燥。唾腺受影響，也就是中醫說的肝火太旺。

喉嚨卡卡。有異物感、有痰，甚至出現疼痛感。經常被診斷爲慢性咽喉炎或胃食道逆流，但內視鏡檢查正常。

呼吸困難。老覺得呼吸不順暢，有時造成過度換氣。

心悸。覺得心跳很快或很用力，心臟科會診斷爲心律不整、二尖瓣脫垂。

容易冒汗。盜汗是更年期症候群常見症狀，但自律神經失調時也有流很多汗的情形，尤其是緊張的時候。

手抖、**四肢麻痺**。很多人覺得是血液循環不好，吃了很多銀杏製劑，像循X寧，但不會有效改善。

胃脹、**打嗝**、**胃食道逆流**。自律神經失調時會造成胃部蠕動出問題，甚至痙攣。此時若服用一般常吃的胃藥，脹氣反而會更嚴重。

腹瀉或便秘。所謂的腸躁症是典型自律神經失調的毛病之一，以男性居多。

頻尿。很多女性深受頻尿所苦，有時更被診斷爲間質性膀胱炎。如果只有晚上

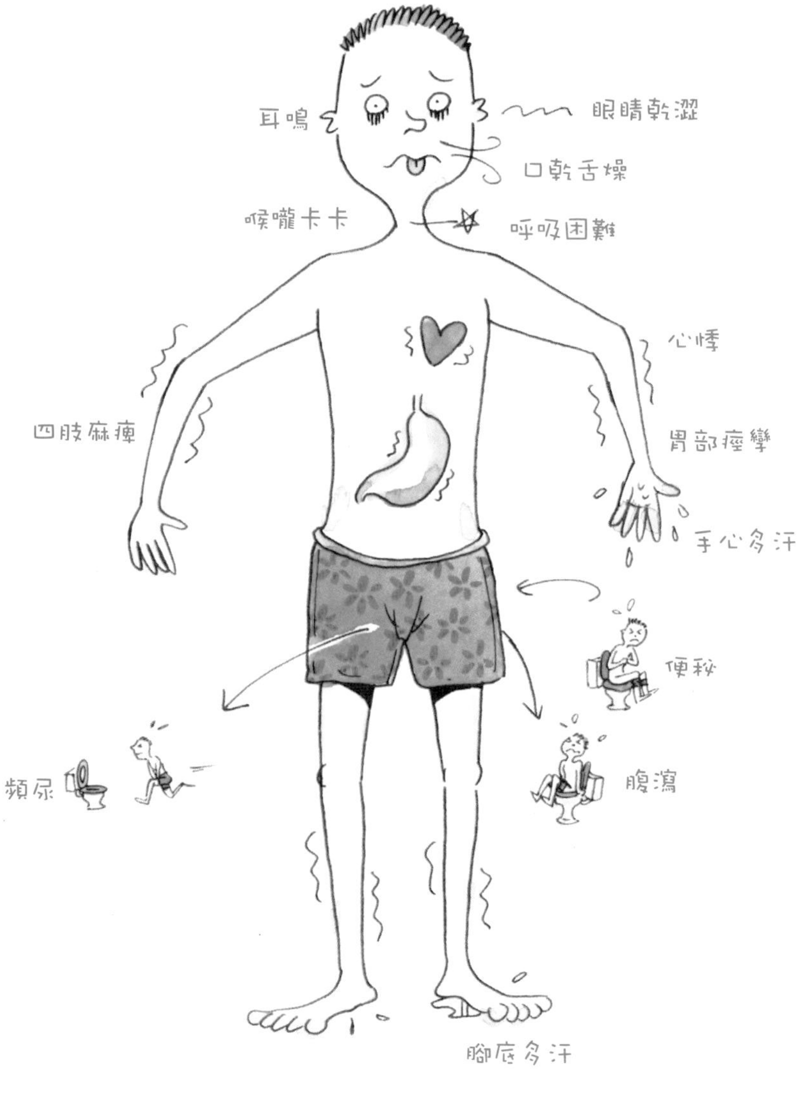
耳鳴
眼睛乾澀
口乾舌燥
喉嚨卡卡
呼吸困難
心悸
四肢麻痺
胃部痙攣
手心多汗
便秘
頻尿
腹瀉
腳底多汗

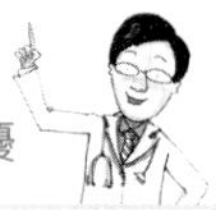

才會出現這種症狀，表示尤其跟睡眠相關，可能是焦慮症所造成的。

自律神經扮演的是傳令兵的角色，來回於器官和中樞神經之間，本身幾乎不會生病，而是很多其他狀況造成自律神經失調。像是小孩考試的時候，考完試一窩蜂跑廁所是因爲緊張；有人想到要上台就很害怕，心臟跳很快、手心一直冒汗，這是來自腦部的焦慮影響自律神經的結果。

內分泌異常與錯誤藥物，會害了自律神經

有些時候，**內分泌也會造成自律神經失調**，最常見的是甲狀腺亢進，或是罕見的內分泌腫瘤。曾經有一名中年男性病人因爲失眠來看病，檢查時心跳超過一百二十下，整個人超級焦慮煩躁，自覺工作壓力很大，診斷是廣泛性焦慮症。但是經過一個月的治療，所有失眠、焦慮都好了。唯獨當初我覺得奇怪的心跳，依然還是每分鐘一百二十下。雖然沒有手抖等典型甲狀腺亢進的症狀，還是請他去抽血

檢查。後來發現，眞的是因爲甲狀腺功能太高。對症治療後，失眠、焦慮的毛病也就全好了，連精神科的藥都不用吃。

藥物的使用也會造成自律神經失調，有一名三十歲的女姓病患求診，雖然已經夠瘦了，但她還是不滿意。明明從新聞中得知自己去的診所開給病人的藥中含有危險的痲黃素，她依然照吃不誤。痲黃素是一種擬交感神經胺，也用作興奮劑、食慾抑制劑與集中精神藥物等。痲黃素與其衍生物安非他命、甲基安非他命的結構類似。服用後，容易造成患者自律神經失調、心悸、話多、易怒，睡不著，或是沒吃就沒精神工作。這一類交感神經促進劑，除了造成自律神經失調，還會引發躁症、失眠，更可能會上癮，減肥愛好者請特別小心。

不要再讓自律神經背黑鍋

以肩頸緊繃爲例，臺灣人常講的「脖子根緊」，是指頸椎兩側肌肉的緊繃，嚴重時會造成頭部後下方（肌肉與頭骨交接處）的疼痛；「肩膀〈ㄍㄚˋ〉頭緊」，則是兩側肩胛骨上下肌肉的緊繃，嚴重時甚至背部的膏肓穴會疼痛。臺灣到處林立按摩店、中醫診所、復健科，裡頭總是有不少等待推拿的患者，尤其以肩頸緊繃最多。其實肌肉本身不會自主緊繃，除非因局部受傷而出現的反射性保護，否則命令一定是來自腦部，透過自主神經系統傳達給肌肉。這些作用邏輯上很簡單，而且自主跟自律兩個神經系統毫不相關，判斷肩頸緊繃是自律神經失調造成的那些醫師，可能需要回去醫學院重修。

自律神經失調，多半是指負責亢奮的交感神經過強，並不會直接構成失眠，除非是嚴重的心悸、冒汗等症狀。但是，當你使用藥物抑制交感神經，就是臺北市長柯P生氣時愛吃的小紅圓藥丸，心跳與呼吸會變慢，不過你依然睡不著。這樣就能很清楚知道，自律神經失調跟失眠是不相關的兩件事。大腦有自己獨立的一套系統，利用神經傳導物質維持系統，這不是自律神經可以管轄的。所以，自律神經失調造成失眠，這種說法絕大多數不是事實，小心別上當了！

第5章

你的腦細胞在抗議！了解造成失眠的精神疾病

案例一：什麼都想，什麼都焦慮

「醫師，我只是睡不著，爲什麼會診斷出得了憂鬱症，要吃抗憂鬱的藥啊？吃了兩個禮拜了！每天還要吃安眠藥才睡得著。」

「那妳現在會食慾不振、缺乏興趣或想輕生嗎？」

「不會啊！那時候連著好幾個月都很難入睡，躺在床上腦子都停不下來，白天的工作畫面一個個自動跳出來。等到好不容易睡著了，卻又睡得很淺，一個多小時就醒過來，隔天根本沒精神工作。那時眞的很痛苦，吃東西都覺得胃脹，還會胸悶、心悸，覺得乾脆死掉算了。」

「所以現在有安眠藥幫妳入睡，情況如何？」

「好多了，雖然一個晚上醒來兩、三次，還會頻尿。但至少覺得有睡著，生活跟工作都還算正常。但什麼時候我才能不吃安眠藥呢？醫師說憂鬱症好了，就可以不用吃安眠藥，可是我不覺得自己有憂鬱症啊！」

「那妳現在還會胃脹、心悸或腦子停不下來嗎？肩頸會不會覺得很緊繃？」

「會，每次去按摩，師傅都說我的肩膀硬得像鐵板。已經這樣好多年了，可能是姿勢不良，電腦用太多吧？還有，我很容易頭痛，幾乎每天都要吃止痛藥。」

「妳看起來很緊繃。平常容易擔心、緊張、煩躁易怒嗎？」

「嗯！醫師你說的我都有！我從高中開始就這樣了，只要隔天有重要的事情，像考試、會議，前一天晚上就很難睡，腦子想東想西又多夢，但是不用鬧鐘都可以準時起床。」

想必讀者跟我都能發現，這個病人的症狀包括：

1. 入睡困難。
2. 睡眠中斷、無法進入深層睡眠。
3. 肌肉緊繃（肩頸與頭部）。
4. 自律神經失調（胃脹、頻尿）。
5. 易擔心、焦慮、煩躁。

入睡困難只是症狀之一，而安眠藥主要是幫助入睡，對睡眠品質也不一定幫得上忙。至於其他症狀，那更是一點幫忙都沒有。很多人覺得睡得好，生活就沒問題。其實只是因爲睡足了，其他症狀就沒那麼困擾而已。而眞相往往是他們害怕被安上一個精神科的診斷，或者一旦開始吃抗憂鬱藥物會無法停藥，不吃更嚴重。

你「厚操煩」嗎？用臺灣話更能了解廣泛性焦慮症

這是我門診中造成失眠最常見的焦慮症，全名是「廣泛性焦慮症」，也就是臺灣人講的「厚操煩，容易緊張的體質」，和遺傳有很大的關係。相較於國語，臺灣話中有關焦慮的描述又多、又生動，請看以下我做的整理：

1. **「鬢邊〈ㄒㄧㄚˋ ㄒㄧㄚˋ〉叫」**。太陽穴兩側肌肉緊繃，像聽到脈搏的聲音，嚴重時會頭痛或耳鳴。
2. **「頭昏昏」**。容易覺得頭重腳輕，這跟睡眠品質差、容易疲倦有關。

3.「**腦脹脹**」。覺得腦壓高，好像腦子腫脹到壓迫至頭蓋骨。這應該是腦神經過度緊繃引起的特殊感覺。

4.「**肩膀〈ㄍㄚˋ〉頭緊緊**」。這是指頸椎兩側及肩胛骨上方肌肉的緊繃，嚴重時會造成頭部後下方的疼痛（頭部肌肉與頭骨交接處）。

5.「**喉嚨卡卡**」。感覺喉嚨緊緊的，好像有東西或痰卡著，嚴重時甚至會覺得喉嚨痛。

6.「**胸口緊繃〈ㄗㄚˋㄗㄚˋ〉**」。跟胸悶不同，這是指像有什麼東西綑綁住胸部，有吸不到氣的感覺。

7.「**心臟砰砰〈ㄅㄥˋㄅㄥˋ〉叫**」。就是心悸，感覺心臟跳得比較快或用力，平時應該感覺不到心臟在跳動。

8.「**胃脹脹〈ㄉㄨˋㄉㄨˋ〉**」。胃總是像有東西頂著，可以感受到胃的形狀與受到的壓力，食物都不容易消化。

9.「**憨神憨神**」。容易恍神，注意力無法集中，甚至會呆滯、腦子一片空白。

10.「**沒頭神、沒記性**」。覺得東西都記不住、容易忘東忘西，但跟失智症的記

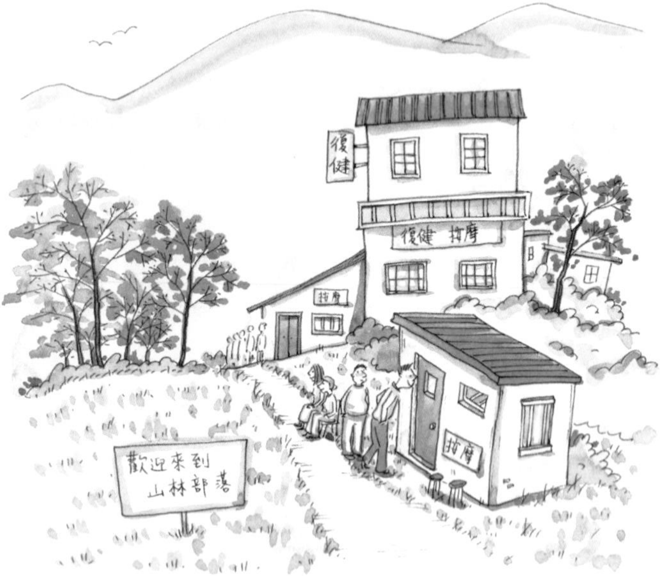

憶力差不同，跟擔心有關的事就記得鉅細靡遺。

11.「**阿雜**（ㄚˋ ㄗㄚˋ）」、**易生氣**」。就是急性子跟煩躁易怒，總覺得情緒不對勁，心裡不清爽、不舒服。

12.「**歹入眠、壞睡癖**」。難以入睡、容易醒來、無法進入深眠，好像外面的聲音都聽得到。

十二項你中了幾項呢？根據研究，罹患焦慮症的病患中，成年女性約占五至六%，成年男性約占二%。但根據我的臨床經驗，再加上門診病人的回應，可能有十%的臺灣人罹患這個疾病。看看臺灣到處林立的養生推拿館，據說連山裡的原住民部落都有好幾間；而中醫診所、復健科裡總是有人排隊等著熱敷推拿。其實，大家幾乎都是因爲肩頸緊繃，而這些多半都是廣泛性焦慮症造成的。

廣泛性焦慮症的問題是大腦中主管焦慮的中樞出了問題，無法維持「適度」的緊張[①]，反而過度反應，結果導致整體腦細胞過於警覺、緊繃。就像之前提到的，當腦細胞緊繃無法放鬆，睡眠中樞的鎮靜波就無法讓人平靜入睡。即使勉強睡著，也難以進入熟睡期，自然就睡得淺、多夢且易中斷。

在治療廣泛性焦慮症上，應該要放鬆腦細胞，而不是用藥物敲暈。建議的治療方式有：

◆**調整腦子的焦慮中樞**。這需要抗憂鬱的藥物，包括血清素再回收抑制劑、血

①我們的生活必須有一定的警戒與緊張。相反狀況是大腦鬆到完全不緊張，對外界缺乏警戒，連走路都會摔倒，過馬路滑手機都會闖紅燈。

清素合併腎上腺素再回收抑制劑等。這些一開始只使用於憂鬱症治療，所以統稱抗憂鬱的藥物。後來發現焦慮中樞、恐慌中樞都必須靠它們才能重新調控，因此發現這是治療焦慮性疾患最有效的藥物。所以，請記得**「吃抗憂鬱藥物不等於有憂鬱症喔！」**

◆**放鬆腦神經**。想要好好入睡不一定要靠安眠藥，很多初次求診的病人往往只需抗憂鬱的藥物，再加上低劑量的抗焦慮藥物就能入睡。其作用就是讓焦慮中樞不再過度敏感，腦神經才能慢慢放鬆。只要工作或生活上沒特殊壓力，約三至六個月就可以減藥，甚至停藥。在療程中，精神科醫師的功力則是發揮在如何選擇最適合病人的藥物、調整到適當劑量，再慢慢讓腦神經恢復到適當的狀態。

◆**認知行爲治療**。患者常常焦慮而不自覺、經常變成習慣性擔心，因此醫師需要與患者討論如何察覺自己對外在事物的反應與想法，並要能偵測到自己的焦慮與擔心。不知道爲什麼，臺灣人對焦慮很無感，明明緊張到手發抖，問他會緊張嗎？卻常常得到「不會啊！」這樣答非所問的回答。然後旁邊的親友卻對我打暗號，猛點頭。察覺到緊張與擔心之後，要能自行分析這些擔心的合理性，不要窮緊張、老是碎碎唸。要學會放慢生活的步調、避免趕時間或慌亂，並學習接受無大礙的小差池。

王先生是四十歲的主管，工作勤奮認眞，個性容易擔心，各種跡象顯示符合廣泛性焦慮症。治療一年之後症狀都消失了，可是只要一減藥就又開始焦慮、睡不好。雖然他只有睡前吃一顆抗焦慮的藥，但是他想知道自己到底什麼時候才可以不吃藥。說眞的，我怎樣都找不到足以解釋無法減藥的壓力源，也無法回答他的疑問。直到有一天，我看到了他的皮夾子。賓果！找到壓力源了！

那是一個男生用的短皮夾，裡面放的東西簡直快把皮夾給撐爆了：一家四口的健保卡、一堆各家銀行的信用卡、各種會員卡。他太太是職業婦女，工作時間比他長，所以他要接送小孩、負責採購。正因爲他個性容易擔心，所以要把所有的卡都帶在身上，免得要用時找不到，因此塞了二十幾張卡，外加身分證、駕照，讓皮夾就像餡料爆滿的刈包。

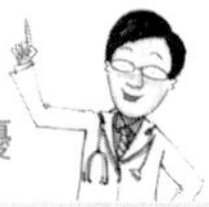

這時，與病患的討論變得輕鬆多了。「少帶幾張卡的代價是什麼？也不過差個幾十塊，真的差很多，可以下次再買啊！」「兩個小孩多久看一次病？一個月用不到一次嘛！」「爲何連老婆的健保卡也要帶在身上？看病她要本人到，自己不能帶喔？」「不帶卡會損失什麼？」

每一張卡代表的是腦子要有一個相對應的連結保持警覺，還會造成不斷檢查、確認的行爲。皮夾裡塞滿各種卡，等於腦子裡的連結如高速公路大塞車。過這樣的日子不緊張嗎？難怪他之前會失眠，無法停止服用讓腦子保持放鬆的藥物。

我邊拿出自己連健保卡、會員卡都沒有的皮夾，邊對病人說：「當你的皮夾能減到像我的一樣薄，應該就可以不用吃藥了！」我說對了！**找到壓力源**的他很久沒回門診了，這**就是認知行爲治療**。

案例二：遠離憂鬱，需要快狠準

二十四歲的艾琳，從二十一歲開始吃安眠藥，隨著年紀增長越吃越多，再加上其他抗焦慮、抗憂鬱藥物，睡前一共要吃七顆。在門診時看到她憂愁、悶悶不樂的臉，加上以前醫師開的抗憂鬱藥物，應該症狀還滿嚴重的，但她自己並不這樣認爲。臺灣在憂鬱症的教育上做的不錯，大部分得到憂鬱症的患者其實自己都知道，但是有的礙於面子不想承認，有的則是擔心被貼上精神疾病的標籤，甚至不少人是壓根子排斥精神科。

一開始她根本不想討論病情，只要求照之前醫院的處方箋開藥。雖然服用很多藥物，她卻依然睡得很不好。有一天，她先生實在看不下去了，特別請假陪她來，這時她才承認自從父親車禍過世之後，就一直活在憂傷跟憤怒②裡。白天上班強顏歡笑，夜深人靜時就悲傷哭泣，情緒激動。

問題是她的父親已經過世三年了，她走不出來，既不想好好治療憂鬱症、調整抗憂鬱的藥，也不願接受心理諮商，只求每天可以睡上六個小時。像這樣的情形我也沒輒，再多的傾聽與同理心也融化不了那累積多年的哀傷，更何況她根本不願意

② 憤怒那位開車造成車禍的司機、憤怒老天爺不公平。

卸下心防說出來。

憂鬱症的治療當然是以抗憂鬱藥物爲主，但是在治療過程中，劑量上卻經常不足，造成憂鬱症慢性化，主要症狀是：

1. 工作跟生活功能無法完全恢復正常。
2. 感受不到快樂。
3. 持續的慢性失眠。

某位病人曾因嚴重憂鬱症在T醫院住院，出院後在另一間大醫院追蹤治療。但是經過了兩年，她才覺得自己眞正好了，可以回去工作。在這兩年內，她一直都容易哭泣、睡不好、心情不佳、不想見人。

問題是這兩年她都有按時回診、乖乖吃藥，可是她沒有辦法工作，有時甚至痛苦到不想活。她說之所以能撐過來，是因爲醫師一直都很關心她。更關鍵的是，有一次在書店，她看到一本書提到：「只要你抱持希望，憂鬱症一定會好。」

很棒的病人，加上可以頒發好人卡的好醫師，但她從頭到尾每天只吃一顆百憂解③和兩顆安眠藥根本不夠。根據研究，重度憂鬱時，百憂解的劑量至少要兩顆，甚至三至四顆都是有必要的。不過，因爲藥量不足讓治療時間大大延長的案例並不少見，隨之發生的問題是：病人如行屍走肉般地活著，安眠藥也跟著吃出依賴性。

抗憂鬱藥物劑量之所以不夠的重要因素之一，常常在於患者本身。他們往往覺得加藥代表病情不樂觀，是一種挫敗，所以不太願意醫師加藥，有時甚至還會隱瞞病情。另一個重要因素則是醫師專業度上略嫌不足、治療上不夠積極、問診也不夠仔細。不僅是**抗憂鬱藥物劑量不足，安眠藥跟抗焦慮藥的使用上拖太久，也會造成依賴、反彈性焦慮或失眠**，病人自行停藥後症狀急速惡化④。

現在的研究都顯示，罹患憂鬱症的時期越長，對腦部的傷害越大，也越容易

---

③屬血清素再回收抑制劑的一種。臨床上用於治療成人憂鬱症、強迫症等，還能治療部分驚恐症。

④坊間常有人說抗憂鬱藥一吃就不能停，擔心出現戒斷跟停藥症侯群，但是除非體質特殊、持續龐大壓力，或者有經常造成很多人際磨擦的個性，不管是安眠藥、抗焦慮藥、抗憂鬱藥，停藥都不是太大的問題，只是需要時間逐步達成。

復發，而睡眠障礙是其中一項很重要的指標。所以治療要很積極，醫師要精通抗憂鬱藥物的選擇，快速調整與加藥。之前當住院醫師時，學習到一般治療需要十二至十六週，要有耐心等待藥物發揮療效。這個論點符合研究結果，但因爲我曾經在藥廠工作，知道研究設計有些基本上的問題，像眞正嚴重或快速惡化中的患者比較不會加入研究，以避免影響結果，覺得不用急。所以，現在我的想法不一樣了！對於重度憂鬱症的療癒目標應該更明確，務求在一至二週內看到改善，六週至少好一半，最好能在十二至十八週幾乎痊癒。最近的研究也比較傾向這樣的治療計畫。

罹患重度憂鬱症時，安眠藥的使用也是一門學問。一開始往往需要強又長效的安眠藥[5]，等到好轉後就立刻減藥跟停藥，不要服用超過兩個月，避免造成反彈性失眠跟依賴性。**醫師必須向患者好好解釋安眠藥的正確使用方式，並詳細描述整個治療計畫**。治療憂鬱症很重要的是，一開始就要減少病患的害怕，並同時增強信心，相信自己會盡快好起來。

還有一件常被忽略的事情是「心理治療」。像艾琳這種創傷後症候群，幾乎是一定要接受心理治療的，不能單靠藥物，才能避免安眠藥越吃越多。生命中重大的創傷或反覆的挫敗，都會造成憂鬱症無法完全痊癒，甚至慢性化。除了一開始積極的藥物治療之外，心理治療絕對很關鍵。尤其當病人的恢復不如預期時，醫師更必須仔細評估心理的因素，積極說服病人接受心理治療。

很多人聽到要做心理治療時，都會擔心地問：「醫生，我的病情有這麼嚴重嗎？」這是常見但錯誤的想法，因爲**心理治療其實可以讓危機變成轉機，讓你成長也得到快樂。這甚至是人生的一種契機，而不單只是嚴重與否的問題**，美國還有些保險公司會給付預防性心理治療。像是父母離異之後的青少年就能接受諮商，找出心理的問題、解除對未來的迷惑。若有需要，心理治療越早開始越好，像八仙塵爆中受傷嚴重的受害者，很多都需要透過心理治療來克服他們的創傷，以找回正常生活的步調。

⑤ 其實早醒往往是很大的問題，有些自殺原因跟早醒時心情特別差有關。

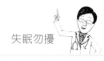

焦慮、憂鬱，傻傻分不清

一般來說，憂鬱跟焦慮常常並存。就像案例一提到的焦慮症，當症狀很嚴重時，病人可能出現憂鬱情緒，甚至到最後憂鬱的症狀比焦慮的情形還嚴重。尤其是比較年輕有活力的憂鬱症患者，往往同時會有一些焦慮的症狀，像心悸、頭痛、煩躁。所以很多時候患者會問我：「醫生，我到底是憂鬱症還是焦慮症啊？」因爲**焦慮、憂鬱眞的會傻傻分不清楚，兩種都會引起經常性失眠，必須靠吃安眠藥入睡**。

我常在告知患者得到焦慮症時，聽到患者說：「我很樂觀，怎麼會得焦慮症呢？」當告知患者是憂鬱症時，他們又說：「我只是壓力大、焦慮，眞的是憂鬱症嗎？」大多數患者自己都很疑惑，也不相信醫師的診斷，這樣病怎麼會好？

壓力過大時，腦部本來就有兩種可能的生理反應，一是焦慮，另一則是憂鬱。至於會出現哪一種，則取決於壓力的性質與遺傳體質。當面臨困難，尤其逃也不是、戰也不行的情況下，會誘發高度焦慮。就像小吃店要是調高價格，客人會減少，但凍漲又不賺錢。店家便開始擔心、緊張、輾轉難眠，這時就容易得到焦慮症。

當面臨失去的壓力，像負債、倒閉、失戀，甚至被關進監獄時，會心情低落、食慾與興趣下降，甚至出現自殺的想法，這就是憂鬱症。焦慮太嚴重，可能造成憂鬱症真的跑出來。憂鬱症病人在心情不好或負面思考時，也會出現焦慮。兩者的診斷治療上，有經驗的專科醫師，會依照每個患者的不同狀況來調整藥物。

有關「憂鬱症」跟「廣泛性焦慮症」相對應的六個主要症狀，以下這個表格能讓大家一目瞭然：

憂鬱症	**廣泛性焦慮症**
1. 悲傷、不快樂	1. 緊張、煩躁
2. 食不知味、不想吃、體重下降	2. 胃脹、喉嚨卡卡
3. 興趣缺缺、女性會容易哭泣	3. 急性子、嘮叨、重複
4. 睡眠紊亂、易早醒、醒來心情最不好	4. 長期睡眠問題、易中斷
5. 無助、無望、易有自殺念頭	5. 太多擔心，很煩時才有自殺念頭
6. 莫名疼痛、身體無力	6. 肩頸緊繃、頭痛、自律神經異常（心悸、手抖、冒汗）

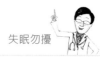

案例三：輕微躁症讓腦子就是停不下來！

假如病人需要吃到兩種以上的安眠藥，連加上抗焦慮藥物都還很難入睡，即使睡著也很快醒來，這時就要考慮罹患輕微躁症的可能性。什麼是**躁症**呢？**簡單說來就是腦細胞過度亢奮**。

想像一個人中了大樂透頭獎五億，那種興奮難抑代表的就是「腦細胞進入亢奮狀態」，年輕人可能要像阿妹的歌一樣，狂歡個「三天三夜」。但是之後腦細胞會累，睡眠中樞的能量越來越強，最後還是會休息，趨於平靜。

但是有些人的腦細胞一旦亢奮起來，就「哇！回不去了！」，持續數週，甚至好幾個月。我還在當住院醫師的時候，有次病房收治了一位可愛到不行的阿伯，他覺得家裡附近的交通太亂了，警察不管用，就親自上陣指揮交通。結果當然造成交通大亂，就被帶來急診了。他住院初期，不管用多強的安眠藥都醒著，還到處多管閒事，隨時精神奕奕。幾天之後，在抗精神病及躁症藥物的雙管治療作用下，他才能躺在床上呼呼大睡。

這是一個典型躁症的例子，他們可以長達一、兩個月不睡覺。真的超有體力、超愛跟人講話、亂買東西，或是做一堆白日夢。這一類病人基本上都會搞得到處雞飛狗跳，一定要住院不可。診斷跟治療上問題不大，雖然最好持續服用治療躁症的藥物防止復發，但倒不用每天吃安眠藥，只是收著以備不時之需，怕像時差之類造成的失眠，會誘發躁症再次發作。但不是每位患者都是這樣活蹦亂跳，而是輕微躁症。不過診斷很簡單，症狀也很明確。

輕微躁症顧名思義是輕微的，發作起來沒那麼嚴重，每天還是能睡覺，但是睡得晚、起得早，比平常少二至四小時。白天的精力還是很旺盛，只是會有像沒睡飽的起床氣，也會煩躁、易怒或亂發脾氣，受氣對象反而是陌生人居多，且都是因爲莫名的小事。你覺得罹患輕微躁症的人很少嗎？其實**患過輕微躁症的人可能高達臺灣總人口的三%以上，尤其在春天跟秋天兩個氣候轉換的季節，有的人還重複發作好幾次。**

像是新聞中三不五時出現的「咆哮哥」「咆哮姊」，基本上都可能是輕微躁症患者，易怒又加上喪失情緒控制力。而輕微躁症的另外一個問題是「欲望上升」，包括愛花錢，完全不顧自己的經濟能力大買名牌包、機械表，最後刷爆信用卡；或

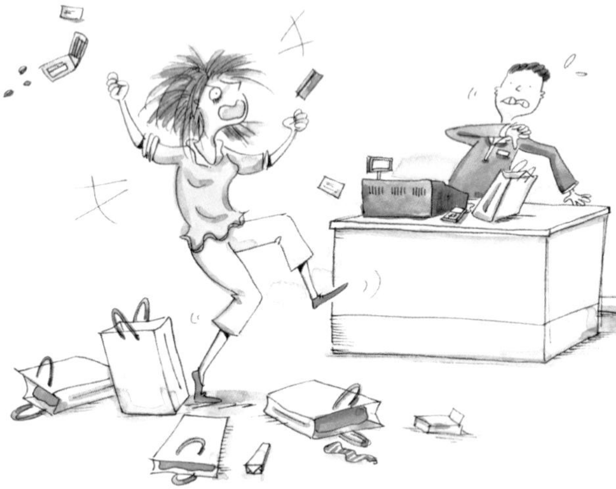

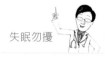

是性欲上升，在洗手間當四腳獸、到處一夜情，或劈腿造成感情危機。

「醫師，我昨天在麥當勞遇到一群香港觀光客，他們自己很吵，還說我講話很大聲。」

「後來呢？」

「我就把店員叫來，很大聲地問有規定速食店不能大聲講話嗎？故意講給那些香港人聽。」

還好後續沒有發生爭吵，那群香港觀光客不理她趕快走人，不然大概又要以咆哮收場。

一般來說，像這類患者服用安眠藥的效果都不是太好，即使藥效最強的安眠藥各開兩顆，也依然擺不平。假如醫師沒有足夠的經驗跟警覺心，往往一直加重幫助睡眠的各式藥物劑量，睡前吃個七到八顆還睡不著、睡不久的情形就變得很常見。若沒有得到良好的治療，輕微躁症可能會持續很久，甚至長達半年到一年。每次發作，都會造成荷包、感情、人際關係大失血，最後還變成對安眠藥有依賴性，成為藥罐子。

有些輕微躁症的症狀很不明顯，其中失眠往往是最大的困擾，晚上沒睡意很討厭，半夜不知道做什麼很煩躁，加上把白天的暴躁都怪罪到失眠，就變得更煩。當發現安眠藥很快失效，吞了超過兩顆以上的藥還無法入睡，就必須跟醫師討論罹患輕微躁症的可能性，不然會犯下很多令你懊悔不已的錯誤。像我有一名擔任業務主管的患者，才剛買房子，卻又莫名其妙地買了重機、機械表，造成財務上的困難、夫妻吵架，這就是輕微躁症引起的精力旺盛和欲望上升，導致胡亂花錢。

有些時候因為煩而惹出麻煩，造成心情不好。此時若醫師診斷成憂鬱症，那就更慘了。輕微躁症患者需要的是正確的診斷，使用抗癲癇或抗精神病藥物來穩定住腦細胞。除了要避免酒精或物質濫用，也不宜使用抗憂鬱藥物，避免病情惡化。現在有很多年輕女性常常在吃減肥藥，有些加了高劑量的抗憂鬱藥物來降低食慾，又用其他藥物來提高新陳代謝，這時萬一病人剛好有躁症體質，會眞的誘發出躁症，造成失眠不說，嚴重者甚至煩躁到輕生。

案例四：年長者的失眠需要特別留意！

六十九歲退休的餐廳老闆，之前不曾焦慮、憂鬱或失眠。但是這半年來，他發現會莫名的擔心、緊張，晚上也不容易入睡。原本內科醫師開抗焦慮藥物給他，一開始還能好好睡，最後情況越來越糟糕，還出現些微憂鬱的情緒。

「醫師啊！我眞的不知道自己怎麼了！兒孫滿堂，都很孝順，生活也過得很正常，爲什麼會失眠、緊張呢？」

假如你是醫師，或許會診斷他是罹患憂鬱症或焦慮症。但是他經濟無虞，也退休半年多了，一輩子經歷許多大風大浪也不曾憂鬱、焦慮或失眠，爲何到了快七十歲才這樣呢？而且是在短時間之內有快速惡化的傾向？

這時不是用上安眠藥、抗憂鬱或抗焦慮的藥改善症狀就好，醫師的第一個任務是診斷，不應該頭痛醫頭、腳痛醫腳，兵來將擋、水來土掩。這種情況下，必須考慮的是患者是否有失智或腦內梗塞性中風的可能，最好能先做電腦斷層或核磁共振，並抽血檢查是否缺乏一些營養素⑥，或如ＡＩＤＳ及梅毒之類的病毒感染。

曾經有位快八十歲的老先生，透過我同學拜託我去家中訪視，因爲他晚上不睡覺，不斷要求泡澡，家人不勝其擾。他曾是一位成功的企業家，出版化學相關雜誌，還是圍棋高手。當我跟他談話的時候，發現他不僅反應遲鈍，甚至當我拿起旁邊他過去出版的雜誌想聊一下，他竟然不知道那雜誌是什麼東西。這種失眠絕對要懷疑是腦部出了問題，後來果眞發現是癌症轉移到腦部，已經是末期了。

所以，**除非是漸進性的失眠，而且不伴隨特殊的神經症狀，也非失智症前驅症**

⑥最近研究報告顯示，老年人普遍缺乏維他命B_{12}，而嚴重缺乏者會造成記憶力差、失眠。

狀的憂鬱或焦慮[7]**，才可以認定老年人是因睡眠中樞退化造成的單純失眠**，否則身體跟腦部的檢查是極爲必要的。

再次提醒，老年人服用單純失眠用藥時，必須留意以下幾點：

1. 注意起床時是否會伴隨頭暈、步履不穩、精神不振或嗜睡，尤其要**留意半夜起床上洗手間的安全**。
2. 服用長效型安眠藥後，隔天早上往往精神不繼，易頭暈，無法從事活動，**可以改用藥效較短的藥物**。
3. **短效藥物的依賴性或抗藥性比較高**，對專注力、記憶力可能也有影響。
4. 以藥效六至八小時者最適宜，但個別差異大，要跟醫師充分溝通，**注意肝腎功能跟情況變化**。
5. 抗憂鬱、降血壓、降血糖的藥物，都能影響運動能力或警醒程度，**務必注意藥物交互作用**。

曾經有位婦產科學長帶他高齡九十的媽媽給我看，她已經中風兩年了，無法行走也無法照顧自己。她吃的藥太多，我也記不得了，印象中光安眠藥就有三顆，卻依然睡不好。白天都很沒精神，家人也擔心她是否罹患憂鬱症。其實，有很多藥都不是必需的，像她的血壓控制過低，造成腦部血液循環不好；更不該使用交感神經阻斷劑來控制血壓心跳，因爲可能引起無力跟憂鬱情緒。跟家屬好好溝通之後，我成功地把十幾顆藥減到三顆。結果不僅睡眠品質變好，活力也增加了。其實到了這個年紀，家屬也要體悟「活得好比活得久更重要」，不要逼著醫師亂開藥。

⑦ 失智症前驅並非一定是記憶力出問題，而有可能是情緒退化、焦慮或憂鬱。

第6章

良好睡眠三要素：
紀律、效率、慢活

三十幾歲的已婚男性，連著失眠了好幾個月，可是他看起來個性非常開朗，也有一身健康的古銅色皮膚。正常上下班、工作順利、不菸不酒、家庭美滿，還有兩個兒子。既沒焦慮症，更沒憂鬱症或躁症。這麼幸福又充滿活力的男人，爲何會連著好幾個月失眠呢？

因爲外遇有小三？猜錯了，不過確實有不少中年男性的失眠跟小三有關，但這些人的失眠是自找的，也常常不會跟醫師談壓力來源。我可以確定這位病患是百分百的好先生、好爸爸。一問之下，正如所料，他唯一的問題是：「一心想給小孩最棒、最難忘的童年。」所以他常常挖空心思，思考要怎樣上山下海，每個週末假期都出遊，再遠、再危險都要想方設法跟孩子們留下足跡。到最後，放假比上班還累，然後就開始睡不著了。經過討論，他認識到所謂「最棒的童年」太理想化了，小孩越大還越不買單。這次小孩不喜歡，就越是絞盡腦汁，想找個更特別的。最後越來越累，累積更多挫折。我建議他，其實一季累個一、兩次就好，這樣小孩不會覺得膩，也能自主跟朋友規畫假期。他想通後，很快就不需要再來求診了。

生活紀律，能救你遠離失眠？

很多事情我們會覺得自然就好，但**自然有時就是不經大腦思考，甚至常成爲災難的開始**。就像做個最好的爸爸有什麼不對，卻還是造成失眠的問題一樣。舉另一個例子來說，我的高中同學會終於在畢業後第三十三個年頭舉辦了。然後呢？自然而然地就跟隨流行成立了一個ＬＩＮＥ的群組，當時大家都很興奮。

一開始有人會分享一些打高爾夫球的故事，對不打球的我來說，雖然覺得那些跟某某董事打球、今天總共打幾桿、得了什麼冠軍的事情很無聊，但也還可以接受。大部分的訊息都是在白天互通有無，直到有天半夜手機叮咚一聲，把正要睡著的我驚醒。朋友都知道晚上十點之後盡量不要打擾我，同事也知道過了五點最好不要跟我討論公事，所以我睡覺時手機都保持在一般狀態，不需關靜音。因此當下我嚇了一跳。看了看，發現原來是高中同學在ＬＩＮＥ群組上發訊息，內容是一個不怎麼好笑的黃色笑話。

雖然我單身、獨睡（單身跟獨睡不一定有必然關係），不用擔心枕邊人的疑心跟算帳，但這眞的有點打亂生活紀律。都五十幾歲了，還喜歡半夜一點多傳閱不入流的笑話。也沒想說這可能會讓別人睡不著，甚至造成夫妻吵架。**生活眞的要有紀律，缺乏紀律不僅會影響到自己，也會連帶造成他人無法好好休息。**結果，眞的有人很「自然」地就回了他另一個黃色笑話，很「自然」地有人陸續喊讚，陸陸續續叮叮咚咚到凌晨兩點。經過一天的思考，我決定退出群組，因爲我既希望可以好好睡覺，也希望保持手機不要關靜音，以免錯過緊急電話。

以我自己爲例，幾年前在藥廠上班時，既是負責研究與學術的總監，也是公司對外的發言人，可是我堅持不帶筆電回家。同事看到我瘦巴巴、輕飄飄的公事包，猜想裡面應該沒電腦，就好奇地問我：「你是公司發言人，假如發生像藥物安全問題之類的緊急事件，那你怎麼辦？」他們的意思是，作爲一個公司發言人，帶筆電回家是「再自然」不過的事了。

「我家離公司不算太遠，尤其非上班時間開車更是十分鐘就到了，洗個澡、上個廁所的時間都還比較長呢！更何況一年會發生幾次緊急事件呢？」

答案是，快三年下來一次都沒有，因爲記者也是要睡覺的，而生活對我來說跟工作一樣重要，一定要固守生活品質。既然下了班，事情也做完了，幹嘛帶著筆電回家？但當你帶著電腦回家的時候，你的心（正確說來應該是腦子）還是掛在公事上，不能眞正放鬆。而且總是有些人紀律很差，工作沒效率不說，還喜歡半夜三更發電子郵件並期待你回應，表示有在爲公司賣命。

我會注重「生活紀律」這個觀念，都要感謝一家大藥廠的總裁。因爲當我跟隨他工作時，不管中午在公司大家一起吃飯，或是在外面豪華餐廳用餐，他絕對不准在座的人談公事，最好是講生活中有趣的事，尤其是逼大家聽他講笑話。其實他的笑話都很冷，像是端上來就已經開始涼了的百元熱炒。大家一開始除了眞的不習慣這種「又冷又難笑，還要努力笑」的笑話之外，還因爲犯了臺灣人實在「太愛工作，太喜歡聊公事」的毛病，沒事就會想聊公司某某事怎麼了？不聊好像就很不暢快。但是一看到他的臭臉，就沒人敢造次。

但是時間久了，自然而然就養成吃飯不談公事的習慣，這其實就是紀律。所以當你有了生活紀律，就會保持下班後不繼續掛心於工作上，更自我要求加強上班時間的工作效率。工作紀律要更嚴明，開會也要更有效率。尤其身爲主管，讓別人知道原則跟紀律後，就不會在休息時、甚至晚上十點以後還被打擾。

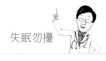

每次我在六點以後接到非私人的電話，我經常會問：「緊急嗎？不能明天談嗎？」當藥廠業務人員晚上八、九點還來門診找我談事情，我的第一句話是：「我不喜歡任何人工作到太晚，請好好過生活，如果沒什麼重要的事，就請你消失。」

我的員工幾乎沒加過班，因爲我會告訴遲到的病人，讓員工準時下班是我很重要的原則，尤其是到晚上九點的夜診，我會拒絕遲到的掛號，寧可損失不知體諒別人的病人，也要照顧我的員工。人要相互尊重，自己也要有分寸，**當大家知道生活跟工作一樣要有紀律，自然工作時講求效率。下班後嚴格自律，不亂打擾別人，這樣大家都會一起增進睡眠健康，改善睡眠問題**。

生活的紀律，就是要把工作跟生活分清楚，注意自己的生活品質，而不是下了班，離開辦公室還持續工作，胡亂過日子。最好在下班前花五分鐘寫下未完成的事項，以及明天要做的重要事情，徹底放下工作再回家。像在前面篇章提到的研發主管，就是帶筆電回家，想到就打開電腦工作。這樣本來要休息的腦子又恢復爲工作模式，也就是腦子裡都是代表警醒的快波，根本無法好好休息，睡眠中樞神經也無法發揮作用，自然就造成失眠問題。**沒有生活紀律是造成失眠很重要的原因之一**，趕快看看你是否也有以下這些行爲：

◆**工作到很晚，睡前缺乏足夠的時間放鬆**，腦中有太多事情還在進行。

◆**沒有工作，生活太隨興**，常常半夜三、四點才在吃安眠藥。（我有很多不需工作的病人都是這樣。）

◆**放任情緒接管生活**。像患有焦慮症的人，太嚴重時根本足不出戶，一開始不以爲意，幾年下來生活完全失能，失眠反而更嚴重。

滿腦子都是繁星熱點，整夜自然無眠

「醫師啊！我跟你說，雖然我都設了鬧鐘，但是每天鬧鈴還沒響前，我就會準時起床，這是爲什麼呢？」

「醫師啊！爲什麼除了很難入睡外，我的睡眠都很淺，好像外面什麼聲音都聽得到，起床後也還是好累喔，覺得沒有眞正休息到？」

「醫師啊！爲什麼躺在床上，不管重不重要，白天的事都會自動出現在腦海裡，停都停不下來呢？」

這些當然可能都是焦慮症患者過度擔心所造成，但也可能是因爲自己或共事的團體缺乏工作效率，讓事情懸宕在腦子裡。到了睡前，這些待辦事項就在大腦裡化爲滿天的小星星，一閃一閃放光明，讓腦細胞一刻不得閒。問題是，星星的光點很柔和，而這些仍須處理的雜亂訊息，或因過度擔心所活化的警戒腦細胞，在腦子裡更像是高樓上警示飛機的小紅燈。

當閃個不停的小紅燈越來越多，就越難入睡，睡眠品質也越差，自然不用鬧鐘也可以自動準時起床。**每一件擔心的事情、每一項尚未完成需要整理的工作，包括情緒等，都會在腦部留下一組活躍並充滿警戒的熱點細胞**，而這種情況會持續，直到事情解決、處理完爲止。

以我爲例，門診裡要記的事情太多，像是患者家中是不是養好幾隻的流浪狗？最近死了幾隻？跟老婆離婚了沒？小孩生病好了沒？患者期待你記得這些事情，而不是要翻閱病歷才知道。甚至像現在吃哪些藥？之前吃過什麼藥？有過什麼副作用？這些也都要在門診時立刻在腦子裡浮出，才表示醫師夠盡責，夠關心他們。雖然說事實上醫師也該如此，但是當門診一次有超過三十位病人時，尤其中間如果還要處理幾個問題較多、情緒很壞的患者，想要盡力達到他們的要求，還要記下來不能忘，在腦力的耗損上是很可觀的。夜診往往一直看到晚上九點，回到家吃飯洗澡後，也差不多要到十一點多才能休息，這樣的生活方式對睡眠往往有很大影響。

精神科醫師也有失眠的時候

有天晚上來了位十八歲的少女，長得很清秀，有一種迷離的美。父母自幼離異，自小到大有時跟父親住、有時跟母親，甚至也會住親戚家。身爲流浪兒已經很辛苦了，爸媽卻常嫌棄她，把自己命運裡不好的遭遇都歸咎於她。

她當然很難過，可是除了心情不好、自殘，她還出現幻聽跟被害妄想，都是思覺失調症①的症狀。她那種迷離的美，往往代表她活在症狀的迷惑裡。可是她除了沒有足夠的社會支持系統，還住在偏遠地區，缺乏適當醫療資源。這該怎麼辦？她表哥只是帶她來開診斷書好給醫院申請重大傷病，想要減少醫療支出，而不是要讓我持續治療。這時我能做什麼？我不知道。我最難面對的事就是「人生的無奈」，而且我不想跟別人分享這些無解的心痛跟無奈。所以我大腦中的情緒區域，就一直存在著一個很難冷卻又極灼熱的點。爲此，那天晚上我失眠了。

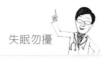

有人可能會說我可以打電話找人分享解憂，但是我不想討論患者的隱私[2]，即使跟親人、朋友講，他們最多也只能勸我放下，告訴我不可能幫到每個人。但這樣的安慰移不走無奈，更減輕不了心疼，因爲他們無法理解那種無奈的痛。其實偶爾睡不著也不必太在意，那其實是提供思考、成熟跟培養人生智慧的時候。最怕的是**每天、無時無刻都在製造「熱點細胞」，那才是讓大腦無法休息的恐怖行爲**。

之前提過，睡眠中樞在睡前發出的鎮靜波必須能撫平所有的腦細胞，雖然會遇到些小抵抗[3]，但只要鎮靜波夠強，沒有過於頑強的熱點細胞，應該終究可以入睡才對。而廣泛性焦慮症就是解釋熱點細胞太多最好的例子。

廣泛性焦慮症的問題是焦慮中樞太過敏感，造成太多的擔心、焦慮與警戒；讓

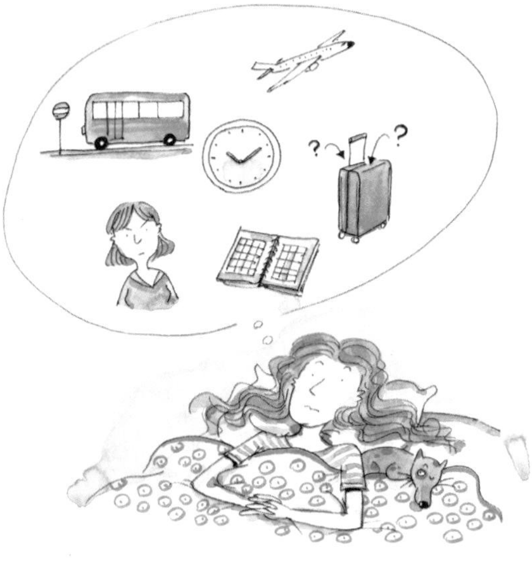

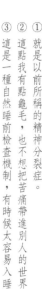

腦細胞的工作既沒效率，也無法放鬆，睡前自然滿腦都是小紅點。像是：今天做錯的事、明天要做的事、明年要交的小孩學費等等……

工作時亂操心、窮攪和，休息時又沒讓自己擁有放鬆的休閒生活，自然會造成睡眠障礙，最後只得依靠安眠藥擺平躁動的腦細胞。生活缺乏條理跟效率、問題無法解決、人際關係運作跟著出問題，這一切的一切不斷累積的結果，造成腦中影響睡眠

①就是以前所稱的精神分裂症。

②這點我有點龜毛，也不想把苦痛帶進別人的世界。

③這是一種自然睡前檢查機制，有時候太容易入睡可能瓦斯會忘了關、門忘了鎖，影響人身安全。

的熱點越來越多。以致於即使是沒有焦慮症的病人，要是想太多，最後也會入睡困難、睡眠品質不佳，就像前面提過想要當一百分老爹的病患一樣。

除了工作效率跟生活紀律外，要怎樣解決這些不安的熱點，讓腦海能夠像片無波的海洋，平平靜靜一覺到天明呢？除了可以利用藥物或心理治療來減少熱點或降低其熱度之外，**想要放鬆腦細胞，增加睡前的慢波是很重要的**。但要是生活太忙、壓力太大，在睡前腦細胞無法立刻放鬆該怎麼辦呢？讓我來告訴大家可以如何從日常生活做起。

慢慢活，慢慢說，才能好好睡

「妳的聲音這麼沙啞，應該是聲帶長繭了吧？可是你還不到三十歲啊！」

這位已經吃了兩年多安眠藥的女性患者，其實才二十六歲。

「是啊！我的耳鼻喉科醫師也是這麼說，可能下個月就要開刀了！」

「妳工作常需要用到嗓子嗎？像是唱歌？」

「都沒有呀！我平常都待在家，每天就是跟姊妹喝下午茶，聊是非，大家都很愛講話。回家就管老公、吼小孩，沒事就講電話聊天。」一副貴婦命樣的輕熟女這樣回答。

「但爲什麼妳講話又急又快，還很大聲呢？」

「眞的嗎？有嗎？我習慣了，因爲太小聲怕別人聽不到、小孩不聽話。」

這時，我突然想起歌手蔡依林〈愈慢愈美麗〉裡面的一段歌詞：

慢呼吸　慢遊戲　慢愛情　慢慢聆聽
慢努力　慢慢著急　愈慢愈美麗
慢開心　慢憂鬱　慢慢計算星星
慢慢看　日出的軌跡
放心忘記　沒有來不及　無重力
讓情緒　統統的安靜休息
慢呼吸　慢慢珍惜……

先不管我認爲蔡依林可能有廣泛性焦慮症的診斷（她比較像帶有要求完美的強迫型人格，但寫詞的人超可能有廣泛性焦慮症），但我們**眞的講話要慢、呼吸要慢。最好不要著急，越慢越養生，才能睡越好**。

門診中遇到講話超快，要嘛聲音已經很沙啞，要嘛只顧自己講不愛聽的患者，我都會盡量幫他們做「講話治療」。

「醫師，我只是講話快一點，沒問題的啦！」

是啊！自顧自講話，醫生講的都不聽，也不知道是不是來看病的。

「可是你聲帶都長繭了，開完刀要休息很久，更需要盡量不講話，你做得到嗎？不然很快就又出問題囉！」我知道自己的耳朵倒是很快就累了，目前正在抗議，所以這樣問病患。

「醫師，我知道！但習慣很難改，開完刀我盡量啦！」病患的講話速度有稍稍放慢了一點。

「你知道你目前的講話速度跟音量，不僅會造成聲帶受損，還跟你容易心悸、胃脹和失眠有關嗎？」我以身作則，特意放慢講話的速度，並且用柔和的聲音講話④。

「真的嗎？醫師你是嚇我的吧？哪有這麼嚴重？」這時病人講話速度又急了起來！自動拉高轉速跟音量。

「是的，當你講話快，腦細胞也要有相對應的速度，這樣才快得起來。速度快、聲音大不只是發聲系統要花費並不必要的用力跟緊繃，腦細胞也同時要提槍快跑才跟得上啊！所以一天下來，你會聲帶受傷、交感神經亢奮、肌肉緊繃、頭昏腦脹，自然難以入睡。」這種情況下，我會越講越慢、越柔和，但確保一字一句病患都聽進去了。同時我乘勝追擊繼續說：

「你有注意到我放慢跟你講話的速度，讓聲音更柔和嗎？你試著做做看好

④一名好的精神科醫師，尤其是心理治療者，聲音的控制很重要。罵人要罵得柔和但有力，聲音大時不粗糙，聲音小但要有穿越力，跟唱聲樂有點像。有一個笑話說，一名醫師平常講話比較粗線條、直接，結果當他問病人：「你有自殺的念頭嗎？」病人一回去真的跑去自殺。

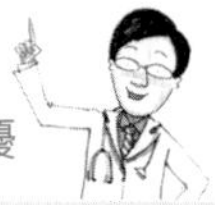

嗎？」言教不如身教，要作出明顯的差別，讓患者更容易理解，這時就有賴更多的耐心。

一般我會讓他們練習幾次，知道什麼是適當的速度，如何消除緊繃，並把那個比較溫柔的感覺帶回家。但是，往往他們還沒走出診間就破功了。

「醫生，我這樣很快就會好了嗎？可以不要吃安眠藥了嗎？」病人說話的速度又快了起來。

「要記得慢活、慢呼吸、慢講話、慢慢進步，下次我們再來過。」我在心裡提醒自己要溫柔、不能破功。

這樣的「講話治療」要持續好幾次，才能幫他們回到輕聲細語、溫柔婉約的狀態。這其實也就是一種行爲治療，**很多人講話慢了，睡眠也跟著變好，甚至連高血壓也好了**。

另外一個我常告訴病人，尤其是那些焦慮症患者的是：「做事不要趕，假如你今天要辦五件事，不要想一個早上就急急忙忙地全部做完。」

「對啊！醫師！你怎麼知道我都是這樣？」喔！拜託！焦慮傾向的患者哪個不是這樣，總是怕下午還有別的事要忙啊！

「早上辦三件，愜意地吃個午餐，下午再辦兩件，這樣會比較輕鬆。既不會肩頸緊繃、胸悶心悸，也有利睡眠。」

「慢慢來？那辦不完怎麼辦？」這是焦慮症患者的標準答案，每一次門診都要聽個好幾次。

「再找一天處理啊！先把急的、有期限的處理好就沒問題了！老實說，過了期限也沒什麼大不了的，不過就是一聲抱歉，頂多外加多付幾百塊錢。一年兩三次的幾百塊，卻能換來自由自在的輕鬆生活，很值得的啦！」

「醫師，我知道了！就是要慢活、慢呼吸嘛！」

拒絕恐慌，告訴自己沒有來不及

是的！證件丟了找不到，就掛失重辦嘛！有什麼大不了。搬家後，我的健保卡消失了三個月，我也先擱著，反正一年用不到幾次，慢慢等它自己出現就好。我的醫師執照不見後，常常重辦了又出現，讓我手上至少就有四張[5]。其實，這一切也就是歌詞中唱的：

放心忘記　沒有來不及　無重力
讓情緒　統統的安靜 休息

現今很多高科技產品公司的員工或高階經理人，會突然放下工作去開民宿、種有機蔬菜。是因爲他們太累了嗎？還是喜歡田野生活，想要追求生命的意義？據我所知，很多人是因爲廣泛性焦慮症或恐慌症發作，睡不著也吃不好，身體很不舒服，知道自己不能再過太緊湊、太有壓力或情緒盈滿的生活。因爲覺得生不如死，就選擇辭掉工作，解除壓力，慢活在鄉間、慢慢呼吸新鮮的空氣。

和廣泛性焦慮症一樣，恐慌症也屬於焦慮性疾患一類。最大的差別是廣泛性焦慮症的症狀幾乎都會持續影響生活，出現像肩頸緊繃、頭痛、呼吸不順、焦躁、頻尿等症狀；而恐慌症則是平常人好好的，一但發作則嚴重心悸、吸不到氧氣、手腳發麻、顫抖冒汗，甚至覺得自己快死掉。恐慌症患者常常於晚上休息時發作，甚至半夜嚇到跑去急診。幾次下來，造成一入夜特別容易害怕，因此也是很容易造成失眠的焦慮性疾患⑥之一。

慢活、樂活，對廣泛性焦慮症跟恐慌症患者都很重要，就像蘇東坡的一句名言：「惟願吾兒愚且魯，無災無難到公卿⑦」，但對焦慮性疾患的病人來說，這句應改寫成：「惟望無憂無慮又無懼，慢活樂活一覺到天明。」

---

⑤因為每需要用一次，幾乎就換一張。當然前面三張理論上是作廢、無效的。現在申請證照太方便，一時找不到乾脆重辦，還可以更新照片。每次看到二十幾歲的病人，健保卡上還是三歲時的照片，真的很可愛，也很好笑。

⑥焦慮性疾患除廣泛性焦慮症跟恐慌症，還有強迫症、社交焦慮症、懼高症、密閉空間恐懼症等，這些患者一旦遭遇相關壓力，如上台做重要報告，得坐飛機出差等，失眠是很常出現的焦慮症狀。

⑦出自蘇東坡的《洗兒》一詩，原文為：「人皆養子望聰明。我被聰明誤一生。惟願孩兒愚且魯，無災無難到公卿。」指每個人生養孩子都希望他們能聰明，我卻因為太聰明而被聰明耽誤了一生。只希望自己的兒子愚笨遲鈍，沒有災難，沒有禍患，而做到公卿。延伸為：「太聰明或誤用聰明在不好的地方，有時易遭人嫉妒、陷害。倒不如有些愚直和率真，才能保證無事過一生。」

第7章

可怕的失眠大魔王：負面情緒

前面篇章提到那位冀望兒子擁有最棒童年的父親爲何失眠呢？那其實是一種慢性壓力的累積，腦子裡不斷受到推陳出新的要求，才能找到新的探險目標，規畫好上山下海的行程。生理上則因嚴重缺乏休息而造成壓力，久而久之，腦子無法進入放鬆狀態，睡眠中樞的鎮靜波也就不夠強了。

另一個例子是三十歲出頭的筱甄，她是住在台北的職業婦女，雖然沒有小孩，但週末要跟身爲獨子的先生回台中看公婆，隔週則要回南部看自己身體不好的爸媽。除了體力上漸漸無法負荷南北奔波的舟車勞頓、侍候公婆的情緒壓力，再加上擔心爸媽的健康，**不斷累積緊張、煩憂的負面能量，難怪睡眠品質越來越差，甚至都已經快得憂鬱症了**。

上面的兩個例子都還沒有到眞正的負面能量，也還沒到不得不的無可奈何，都只要調整想法跟生活就可以解決問題。但情緒是一件很複雜的事，有時眞的是「人在江湖，身不由己」。

人生的無奈，難以避免的負能量

楊小姐，三十六歲的單身女郎，擁有姣好的外貌與人人稱羡的工作。一般人會覺得應該早點嫁人，「生產報國」[1]才對。但是她不能，因爲媽媽已經七十歲，需要她「每天」一下班就趕回家照顧。

「妳有兄弟姊妹嗎？」我問，這時她第一次看我的門診。

「沒有。」

「爸爸呢？」

「他半年前過世了。」她的眼淚開始在眼眶中打轉，但還算能控制。

「那妳媽媽是不是身體很不好？是中風？要洗腎？還是失智？有可能請外籍看護嗎？」

「你說的病她都沒有，就只是脾氣很不好，都要別人聽她的，最好是天天上五

① 不是性別歧視，因為少子化已經是國安問題，也關係到你我未來的健保、年金、退休金。

星級飯店吃大餐，不然就發脾氣，大聲罵人。」

「這樣啊！眞是辛苦妳了。一回到家就累積負面能量，難怪睡不著。我開的藥除了能幫助妳穩定情緒跟睡眠外，也可以減少妳被唸時感到的憤怒②；不然妳沒事盡量躲在房裡，減少跟媽媽正面衝突的機會。」

「那沒什麼效的，不過還是謝謝你。」

「喔！那去領藥吧！」

她站了起來，往後退了一步，沒有轉身，依然面對我，漂亮的眼睛看進我已然疲憊的雙眼，一動都不動。但這眼神不是喜歡或感激啊！她的眼中帶有淚光，眼神裡說著話語，那是什麼？

「妳爸爸是不是被妳媽媽害死的？」爲什麼我的嘴巴會突然冒出這句話？我不知道。精神科醫師當太久，直覺性地讓她藉我的嘴把心裡話講了出來。

她依舊沒有動，只有一串淚珠奪眶而出，空氣中帶著血與恨的無形膿水，從她的靈魂往外四處奔散，我最後那句話就是畫破膿包的手術刀。她靜靜地站了一會兒，沒有拭淚，等淚水乾了就轉身離去。

如我預期，她沒有再回來就診。我想她的失眠依舊，當下她只想找一位陌生人分享祕密，讓人知道她要負荷一個負面能量如宇宙黑洞大的媽媽，內心生氣、怨恨，外加更多的無奈，都需要講出來。

而她分享的，是我當精神科醫師以來最害怕的一件事，也就是前面提到過的：「人生的無奈」，還加上很深的恨。很多人都擔心精神科醫師接觸太多負面能量，最後自己也會「阿達」③。其實我怕的不是負能量啦！而是無奈。她所背負的憤怒跟萬般無奈卻必須承擔的責任，雖然我傾聽，也心同此理，但是事情依舊無法解決。我無能爲力，只覺得很可憐。

小恩，十二歲的小男生，剛剛跟父母從臺灣移居美國。誰知道才快樂過了一個學期，就出現頭痛、複視④，回臺灣之後診斷出腦癌。他的父母既是我多年的朋

---

② 我有病人就是這樣，吃了藥，老闆唸歸唸，可以不理會他，情緒絲毫不受影響。

③ 這是無所不在的偏見與成見。歧視精神科患者也就算了，連醫師也遭殃，被視為未來的潛在精神病患者。請不要再這樣，你找五位親友給我，我保證能從中至少找出一位精神疾病患者。

友，偶爾也來看門診領安眠藥。他們都是虔誠的教徒，知道兒子得了癌症心情很難過，尤其是母親寸步不離，睡不著也睡不好，常常暗自垂淚。

後來小恩開了刀，也做了質子治療，但要面對的問題是一隻眼睛的視力沒了。有一次我跟他父親聊天，想說順便幫他做做心理諮商，結果聽到了一個超感人的故事。小恩跟爸媽說：「上帝給我的恩典夠了，我還有一隻眼睛看得到，媽媽妳不要難過，不要再帶我跑老遠去針灸了。」我看到了向來理智、堅強的男人幾乎哭了出來，若非他還得堅強地照顧整個家庭，我一定好好讓他痛哭一場。

我忍住自己也幾乎要溢出眼眶的淚水，爲他開了安眠藥、抗憂鬱跟抗焦慮[5]的藥，跟他說：「你的兒子成熟好多，我們都要跟他學習。我雖然不是教徒，但是我相信上帝一定會好好照顧他。請你跟你太太好好吃藥、好好生活、好好相信上帝會照顧他，卸下心頭的憂傷，小恩會希望你們吃得好、睡得好。」

最後，我體會到**所謂的負面情緒就是焦慮、憂鬱、憤怒等不好的情緒，這些情緒不好好處理，就會不斷在腦中累積成負面的能量，**甚至不自主地把這些能量傳給別人。

接下來我們先談談職場裡最容易造成負面情緒跟失眠的，也就是最常在門診聽到的：遇到歇斯底里、不講理又無能的老闆，也就是現在俗稱的「慣老闆，被慣壞的老闆」，以及所謂的「奧客」。

思考這三件事，讓慣老闆型失眠不再來！

小羊，二十出頭剛退伍就需要每天吃安眠藥。一問之下，發現已經每天工作十二個小時，且連續十四天沒休假，遲到還要罰錢。又氣又累，卻還是每天乖乖工作，出了錯還經常當衆被罵，因爲慣老闆說：「你不做，外面排隊要做的人多的是！」

很多上班族一旦遇到這種老闆，會有以下幾種狀況：

④ 指看東西有兩個以上的影子。

⑤ 藥物除不了傷痛，但是睡前這三顆藥至少可讓他們睡好一點、不要過得太焦慮，也少一點壓力。

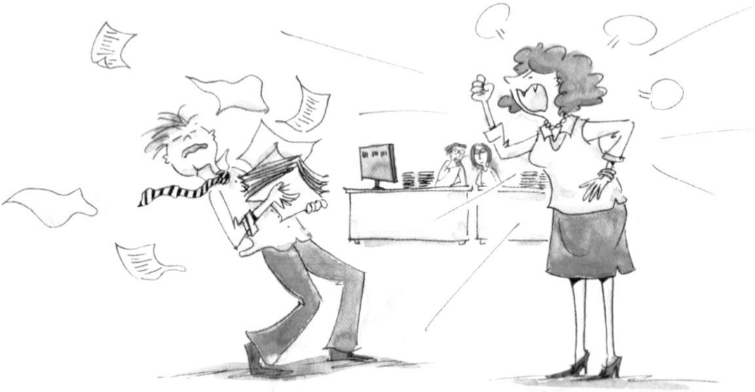

1. 無形地讓老闆生氣的負面能量傳遞給自己。
2. 感到憤怒、害怕被罵，不斷累積自己的負能量。
3. 慣老闆往往效率差，不只讓員工氣在心裡，還讓人沮喪且看不到未來，又是一堆負面能量。

這些負能量不斷累積，內外交迫，不失眠才怪，尤其是**廣泛性焦慮症的病患更難以消化情緒，失眠情形就會一發不可收拾。負能量同時也會造成恐慌症、憂鬱症跟躁症**[6]**，讓睡眠品質更差**，安眠藥吃得更兇。

很多慣老闆、慣主管本身就有嚴重的廣泛性焦慮症，既煩躁、易怒又愛擔心。但不單是這樣，還加上本來就不好的EQ，或從來就沒有的同理心，與糟透的溝通管理能力。這時，員工更要靜下心來思考，問自己：

◆忍耐值不值得？未來有沒有前途？

很多人由於缺乏勇氣，擔心自己找不到更好的工作，因此老闆積欠了好幾個月的薪水，最後一走了之、人間蒸發，才想到要自救時，已然太晚。這是一個產業變化快速的時代，「跟對老闆」比「忍耐慣老闆」重要太多了，千萬不要被緊張、焦慮、憤怒的負面能量拖垮，夜夜失眠，搞到身心都出問題。

◆要忍多久？要忍到什麼時候？

像是跟到郭台銘先生這樣的老闆，若是被罵，CP值還算夠高，但會不會踩到失

⑥腦細胞過度亢奮，不是緊繃。治療上有特殊考量，安眠藥很快就會失效，不能一直加劑量。

去尊嚴的底線？會不會成爲停止進步的奴才？有時需要多跟別人交流，聽聽外面職場的狀況，看看自己的競爭力在哪？要學習什麼技能？適合自己的下一份工作在哪裡？千萬不能行屍走肉般，讓工作和負面情緒淹沒了自己，破壞了自己最基本又必需的睡眠。

◆有沒有改變的可能？

有位業務員晚上都不敢關手機，害怕漏接客戶電話，結果夜夜失眠，不斷要我加強安眠藥的劑量。我想盡辦法說服他晚上八點之後關手機。兩個禮拜後回診，他跟我說其實業務量也沒有減少，但他的睡眠品質的確好多了。畫底線、訂規矩是做人的分際互動準則。對客戶如此，對付慣老闆也應是這樣。從容地跟老闆畫清底線，像是八點之後不接電話、話語有分寸、加班有時間的底線。他可能暴怒說不，可能大聲罵人，請事先準備好錄音機，錄下他的所有違法言論。

負面能量的累積常起因於缺乏彈性，看不到改變的可能性，持續讓他人影響自己。你一定不能被動地活在受害慣性裡、別人的負面情緒中，改變的機會隨時都在。要是眞的不可能有所改善，更要早早暗中找尋新工作，最後反將老闆一軍，告他違反勞基法兼公然侮辱，保證你賺很多。

奧客型失眠，不得不愼！

二〇一六年十一月，新聞報導：「一卡帶八人進賣場被攔，奧客對店員吐口水、呼巴掌。美式賣場消費糾紛不斷，店員也遭顧客暴力毆打、辱罵及吐口水。卻傳出高層主管想息事寧人，不但不保護員工，還想壓下事件。」

這類奧客事件層出不窮，不管是在賣場、一般店家、餐廳、機場、飛機上都發生過，甚至連救人的醫院病房、急診室也見怪不怪。這不僅只在臺灣發生，似乎大陸有更多案例。大陸在經濟發展初期，又是強國文化，還情有可原。但臺灣的奧客文化已經是服務業的職場夢魘，也造成很多失眠的從業人員。

我的失眠病人中有一些是客服人員，與其說他們是高壓力行業，稱之爲「高負面能量行業」更貼切。假如是客服行銷，每天是一定會遇到失敗挫折的，十通電話

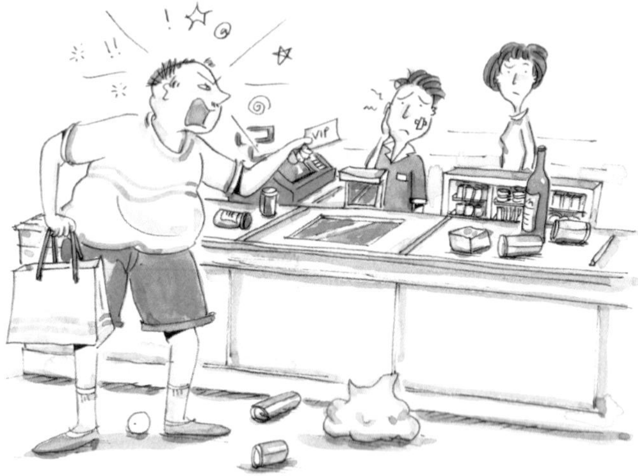

中能成功一通就很了不起！失敗的那九通，對方若說在開車、開會，被掛電話的心裡還算平衡，但可能有幾通是被罵得很慘，掛也不是，尤其在晚上時段連續損龜、被罵、被狠狠掛電話更是造成失眠的一大主因。

以我自己爲例，幾年前曾經接過推銷人民幣存款的電話。那天心情不好，脾氣與口氣都有點壞[7]。

「你叫我買人民幣？你知道人民幣會貶値嗎？」我聽了對方來意沒好氣地說。

「不會啦！大陸經濟沒問題的啦！利息也比臺灣定存好多了。」對方一定是照著公司提供的腳本走，一般行銷客服不具備分析匯率的能力是常事。

「我告訴你就是會，因爲美國變成能源輸出國，匯率沒有不漲的，美金儲蓄險利息還比較高。」

「不會啦！美金漲又不一定代表人民幣跌。」

「那你可以保證人民幣會漲嗎？你們公司不要害人了！要賺獎金也不用坑殺客戶。」我的口氣已經越來越差了，因爲我最討厭晚飯時被打擾。

「先生，我們公司那麼大，不會騙人啦！」對方死纏爛打繼續說。

我直接就在他講到一半時掛電話，我最討厭下班後接這種行銷電話，也對這種不負責任的行銷感到生氣。

當然，事後證明我對匯率的判斷是正確的。雖然對當時被我罵的人來說，我可能就是一名奧客，讓他很不爽。事後想想，電話行銷人員也很可憐，主要靠獎金過

⑦很多人好奇，精神科醫師也會心情不好、發脾氣嗎？拜託，我們也是有血有肉的人，只是穩定度比較高而已。

活，他們要是精通經濟、匯率，就能有更好的工作機會，不必怕被罵、被掛電話。處理客訴的客服人員也是，很多打電話來的客戶都心懷怨懟，客服人員常常得替公司解決問題、擋子彈。難免遇到很霸道、很機車的客人，一天只要有一、兩位很兇的，就會造成負面情緒、累積負面能量。本來就是失眠高危險群的他們，要是不愉快的事情發生在晚上，那晚要睡得好就很難[8]。

最近電視新聞經常報導的是，在醫院病房、超商、餐廳、機場，甚至連飛機上似乎到處都有奧客。有些傲、奧、拗的態度還超級無底線，令人傻眼，尤其是那些喝醉酒、習慣用盧的，大罵咆哮外加動手動腳的。

在臺灣這種可以忍受長時間排隊、對陌生人都很友善的相對文明國家，爲什麼會產生所謂的「奧客文化」呢？這有兩個可能因素：

1. 員工慣老闆，慣老闆慣客戶，客戶欺負員工與老闆。
2. 失控的服務意識，要求員工照ＳＯＰ執行跟顧客至上，讓焦慮主導一切。

有一次我去做健康檢查，抽完血後先被緊緊的裹上止血綳帶，之後抽血的護理師很嚴肅地吩咐我一定要按緊五分鐘。我當時覺得她實在太緊張了，就跟她說不用擔心，我自己是醫師，我了解。沒想到她似乎沒聽見，很嚴肅地又說了一次：「一定要按緊五分鐘。」我想，這應該是老闆嚴格規定的SOP吧？而之所以會嚴格到幾乎把人性跟幽默從工作中刪除，應該就是曾經遇到奧客，乾脆制定超嚴格的SOP，把員工緊綳到極限，連顧客說的話都聽不進去。

奧客往往都有一些自戀、虐人的特質，有些則是躁症造成的容易暴怒，不過其實在這個社會中占的比例並不高。但是，慣老闆們嚴格奉行「顧客絕對是對的」，覺得賺錢比員工的尊嚴甚至安全還要重要，造成過度服務跟奧客文化的興起。這樣的**職場壓力，外加遭到奧客霸凌，都是很強大的負面能量，難怪服務業失眠的人越來越多**。在我的門診中，最近也出現很多在餐廳跟醫院工作的病人。

⑧ 除了吃安眠藥之外，從事這些高負面能量行業的人員，要學習更好的溝通跟談判技巧、避開太多爭議，最好公司能授權他們給客户一些小好處。

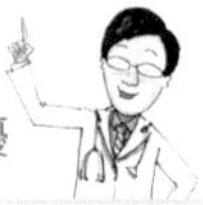

向緊張與焦慮的電視節目說不！

就像前面提到的負面能量跟奧客文化，很多是跟我們的媒體渲染能力有關，尤其是新聞節目跟政論節目，更是集一切焦慮之源於一身。而且，臺灣的焦慮症患者實在太多了，假如我說超過臺灣總人口數的四分之一，大家相信嗎？廣泛性焦慮症跟社交焦慮症至少都占十％，恐慌症、強迫症則占三％，再加上各式各樣的恐懼症，像幽閉空間、飛機、懼高等。這些焦慮性疾患都可能多多少少影響到入睡與睡眠的品質，尤其不好好治療，往往影響越來越大。

這些焦慮症的人口在很大程度上影響了收視率，加上訴諸擔心、害怕的廣告行銷，讓**負面能量在這個社會亂竄，還被無限制放大，導致失眠人口越來越多**。最典型的例子像：

◆塑化劑事件

那時爲了要不要「零檢出」，媒體一窩蜂的報導、炒作，消費團體跟自認正義的醫師出面大肆渲染毒性，讓前衛生署署長也是前臺大醫院院長的林芳郁醫師憤憤下台。這在科學上是荒謬的，因為連醫院使用的塑膠點滴瓶中都測得出塑化劑。這是真的嗎？請看美國ＦＤＡ的毒物資料庫中，厚達幾十頁的塑化劑報告，對於其毒性有深入的分析⑨。簡單來說，媒體、醫師跟教授們聯合起來，對臺灣民眾進行了一場有史以來最差勁的威脅。因為根據研究，需要不會有塑化劑溶出的塑膠材質，只有新生兒或幼兒的中央輸送點滴袋。要求零檢出，就必須全面禁用塑膠的容器或製品，在商業上需要付出無法想像的巨大代價。

◆鋪天蓋地的災難報導

像八仙塵爆、導致小林村滅村的八八風災等，報導的密集度、報導者本身情

⑨ ＦＤＡ就是像台灣的醫藥署，只是經費、規模跟專業度上完全不成比例。此份報告我從第一句讀到最後的結論，裡面甚至調查了經年累月暴露在高濃度塑化劑環境的工廠工人，發現他們的精子、性器官都跟常人無異，也找不出致癌的證據。與其禁塑化劑，還不如把香菸、汽車、火力發電廠、塑化工業全面禁絕。只單純禁塑化劑實在太荒謬了！

緒，跟媒體企圖影響閱聽大衆的渲染度都太強了，已經超過了憂鬱症及焦慮症患者所能承受的範圍。病人們都跟我反應，他們的**情緒、睡眠都深受新聞報導的影響**。一開始急著看、怕漏失重要訊息，或跟著受難家屬悲痛或喜悅，接著既期待又怕受傷害，最後乾脆連新聞都不看。媒體圖收視率的同時，卻製造了極大負面能量的累積，也間接造成了無數的漫漫失眠夜。

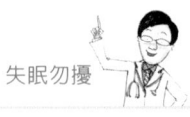

◆比音量、比狠毒的政論節目

尤其是九點到十二點的衆多政論節目，是中壯年、甚至老年男性的最愛。但是迎合他們口味，讓他們平日壓抑的情緒找到出口的政論節目，卻在無意間也製造了更多的憤怒、擔心。像一位在金融業工作的患者，每次都會跟我講些熱門議題，尤其是討論核災時他緊張到想移民。在門診中遇到太多失眠的中年男性時，我都會詢問他們是否有在看政論節目，很多都會回答是，於是我會交代他們這是有礙睡眠的活動，不適合在晚上進行，眞的想看，白天看重播就好。

學習與負面情緒溝通

在家中，負面情緒的來源往往是父母、配偶、小孩。有一對三十多歲的父母，都是因爲失眠來尋求治療。太太是有焦慮症沒錯，但先生不太像。雖然服用抗焦慮跟抗憂鬱藥物後的反應都很好，不吃這兩種藥物的話就必須吃安眠藥，而且煩躁易怒。安眠藥吃了是可以睡，但煩躁易怒卻不會因此而改善，直到有次他看病時，把一對兒子順便帶來，我心中的疑問才得到解答。兩個小孩把我偌大的待診室當成遊戲間，把沙發當成障礙物，翻過來、爬過去，臺灣話叫「沒一時ㄟ跕著[10]」。

可以看出他不快與煩躁的情緒不斷上升，就像是負面能量不斷在累積，應該連自律神經都開始失調。可以想像，下了班還要面對這兩個小孩是一件多困難的差事。等到小孩睡著，負面能量已經像快要潰堤的水庫需要洩洪，尤其過動兒又常常很晚睡，如果拖太晚，爸媽不吃安眠藥是要怎麼睡，隔天怎麼上班？以前曾經遇過

---

⑩ 小孩子太好動，無法安靜地坐下來。

一位媽媽來求診，雖然失眠情況很嚴重，但最大的問題是受不了自己的小孩超好動，動手打小孩都打到會有嚴重罪惡感的地步。而這個案例的罪惡感、愧疚，也是一種負面能量。

至於婆媳問題、小孩叛逆期、家中有人生重病、父母有失智症再加被害妄想症狀、配偶有嫉妒妄想等，這些都是造成負面能量的常見家庭狀況。那要如何處理與解決呢？焦慮跟憤怒是最常見的負能量，嫉妒、挫折跟沮喪也是，除了可以透過適當的藥物治療之外，接受心理諮商則可以先幫助患者有效察覺情緒的種類、來源，跟對象，最後則要加強患者的溝通與解決問題能力。

第8章

習慣好，
睡眠自然好

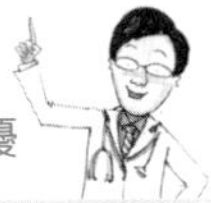

很多失眠患者的一個問題是，他們相信「睡眠的黃金期很重要」，也就是不要太晚睡，最好不要超過晚上十一點。但因爲現代人的作息時間越來越延後，夜間的活動也越來越多，晚上十一點就要上床睡覺其實滿早的。結果越急著想睡，反而睡不著。不要太晚睡的原因有一說是爲了在「黃金養肝期」充足睡眠，但照這個說法，很多長年上夜班的醫護、勞工們的肝應該都死光光了吧？爲何反而常聽到一些賣健康保健食品的大老闆，因爲肝出問題而英年早逝呢？

中醫的論點是「血氣灌注在經脈臟腑的時間有所不同，子時（夜間十一點到一點）血氣留住於膽腑，這是足少陽膽經。丑時（清晨一點到三點）血氣流注於肝臟，這是足厥陰乾經。」所以依照中醫的肝膽理論，黃金睡眠時間是晚上十一點到清晨三點，跟生長激素分泌的時間重疊。小孩子眞的需要早睡，至於成年之後呢？我不打算跟中醫或相信自然醫學的人辯論，只想用科學的邏輯看待這些說法。不過，日本男性晚上長時間加班，下班後還要應酬，應該是睡最晚、睡最少的一群人了吧？但是他們的平均壽命居然可以高達八十．七九歲?!

其實從臺灣第一大死因癌症的分析，發現重點不在排毒，而在減少致癌物質、影響細胞基因健康物質的攝取，所以**少喝酒、不抽菸、不吃檳榔，甚至不吃燒烤的防癌效果，都遠勝廣告宣傳與大家常談的排毒跟睡眠**。但臺灣罹患大腸癌的人越來越多，眼看燒烤吃到飽的餐廳越來越多，我內心不禁嘀咕，為何對的事情不做，卻老是要強調排毒與睡眠，嚇唬失眠又焦慮的患者？

我可以講一大篇關於養肝沒根據的理論，但簡單講就是「昨是而今非」。過去有許多B型肝炎患者，那個時代也沒有所謂的夜班，需要熬夜工作的人往往是迫於生活，再加上營養不足，B型肝炎反覆發作，造成許多人因肝硬化早逝。可能看多了這類病人，那時的中醫師就把睡眠跟肝功能作了一個因果上的連結。但是現在B肝患者越來越少，也不是沒日沒夜賺錢維生。雖然研究顯示上夜班是會減短壽命，但原因跟心血管阻塞比較有關，不是肝臟的問題。所以養肝之說沒有任何科學根據，是落伍的想法。

忘記不存在的睡眠黃金期吧！把握睡前兩小時！

睡前的兩個小時你都做些什麼？**晚上睡不好，往往與睡前做的事脫不了關係。**像前面提過的研發主管，睡前都還在工作；或是通勤花掉許多時間的櫃姐，回到家洗好澡就必須趕快睡著。在這些情況下，腦細胞都不能進入放鬆的狀態，睡眠中樞的鎮靜波也無法發揮其應有功能，必須靠「棍子敲暈腦子」，而這裡的棍子指的就是安眠藥。

看新聞或政論節目則是在睡前累積負面能量，一樣是非常影響腦細胞放鬆的活動。假如年紀較大，睡眠中樞的鎮靜波較弱，也會造成入睡困難。另外，現代人睡前最大的問題是玩手機，研究指出九成美國人會在睡前一小時玩平板、滑手機；此外，上床時間往後延，人們就會想吃消夜，結果睡覺時胃腸忙著消化，反而睡不安穩，造成失眠問題。

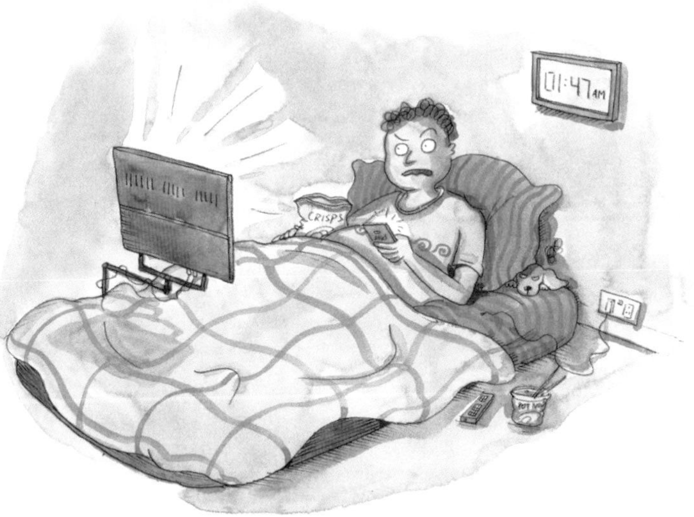

睡前禁止！千萬不要這樣做

那麼睡前該做什麼好？回想一下古早時代農夫的作息：當太陽快下山時，農夫們也回到家了，洗個澡吃完飯，既沒手機滑、也沒電視看，更沒有KTV跟百元熱炒度過漫漫長夜。因此，他們夏天會搬張椅凳到樹下乘涼、聊天，感覺變涼了，人也放鬆了就回家睡覺；冬天則做一些輕鬆的農具修補或手工藝。從還沒有電燈、手機、KTV的農夫，到了二十一世紀的今天，社會和環境都不一樣了，現代人要睡得好，要讓腦細胞能放鬆，睡前兩小時要盡量避免以下狀況：

◆玩平板、滑手機

以LED爲背景光源的3C產品，越小越不好，會刺激腦子，讓多巴胺持續作用，延後褪黑激素的分泌。最好的證明是，請於關燈後在鏡子前使用手機，看看自己被手機照亮的臉藍不藍？藍色的臉孔超恐怖，而且**藍光對腦細胞刺激較大，更容易造成失眠**。之前我就和病患有過以下對話：

「醫師，可是我房間沒電腦，出去看電視又怕吵到家人，除了滑手機，我也沒事做。」

「不是這樣吧？你可以放輕鬆閱讀、聽音樂……只是你已經習慣睡前用手機看臉書、追劇，甚至玩遊戲，所以請改掉壞習慣，睡眠才會變好。」

◆引起負面情緒

除了新聞或政論節目外，其他像是夫妻吵架、擔心明天的工作，以及聽家人或朋友訴苦，都是睡前不宜的事。有病人曾跟我說：

「醫師，我白天做志工，遇到幾個很可憐的失婚婦女，白天講不夠，晚上還打電話繼續講。」

「你眞的覺得聽她們抱怨或訴苦有用嗎？」

「沒用。隔天、後天、一個月以後都還是講相同的事。可是我不聽、不幫，誰來呢？不做會有罪惡感。醫師，你也是聽很多病人訴苦，你不會受影響嗎？」

「大部分不會。我只傾聽，並反應她們眞正問題所在，不過度放入情緒，這是同理不是同情，以解決問題爲導向幫助她們。」

很多病人告訴我，**雖然很想幫忙，犧牲自己照亮別人，但不知道方法，也缺乏訓練，最後壓力太大、反而心情無法排解，造成失眠來求助**。雖然一開始會覺得負面能量沒什麼，諮商不過是一種抒發跟勸解，但是處理棘手的個案眞的要練過，遇到不斷累積跟散播負面能量的「宇宙無敵大黑洞」，也要知道如何讓病人適可而止，防止大家常說的精神科職業病。

◆用腦或過度的聲音刺激

繼續工作使用大腦當然最不好，像隨時開著筆電、隨時收發電子郵件，或是像打牌、ＫＴＶ、演唱會等都容易造成睡眠障礙，不過演唱會偶一爲之無所謂，但年齡越大，越要避免晚上打牌、唱ＫＴＶ等活動。曾經有位六十幾歲的太太來門診這樣跟我說：

「醫師，我晚上都會跟朋友打牌。要是打太晚，上床後閉起眼睛依然牌影幢幢、牌聲隆隆，非常難入睡，睡著後也很淺眠。」

「打牌用太多腦力，輸贏又影響情緒，可以下午打嗎？」

「可是幾個老牌友都習慣了，何況有人白天要上班，別人都可以睡，爲什麼我不行呢？」

「每個人的體質不同，你的腦細胞比較敏感，不然就只好吃安眠藥了！改變生活習慣或吃藥，你自己選吧！」

◆洗澡跟過度運動

「放鬆腦細胞的藥跟安眠藥不同，安眠藥需要快速吸收跟作用，所以請不用先吃東西墊底[①]，安眠藥不傷胃的。放鬆腦細胞需要一點時間發揮作用，洗完澡就可以先吃了。對了，你知道**洗澡跟上床最好隔開一個小時以上**嗎？」我是囉嗦的醫生，每次都要千叮嚀萬囑咐。

「眞的嗎？我都上床前洗澡，不然做家事流汗，身體又髒了。」

很多人習慣睡前洗澡，認爲睡前不洗澡很骯髒或汗水會「汙染」床單。但是對於有睡眠障礙或年齡較大的人，**洗澡會活化腦細胞，反而引起或惡化失眠**。睡前運動只能是非常舒緩的，不然一旦氣血活化，或者乳酸堆積造成痠痛，也會因此有入睡困難與睡眠品質不佳等問題。怎樣是適合的運動，什麼時間做？做多久？後續篇章將再細說分明。

① 有些人真的吃安眠藥前先吃東西，怕傷胃，或者吃完消夜再吃安眠藥。這樣跟食物混合，安眠藥的吸收大受影響，效果也大打折扣，安眠藥不會傷胃的啦！空腹吃效果最好。其實很多醫生都不會例行性告訴病人，吃安眠藥要空腹，包括我在內，實在失職。

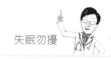

睡前這樣做，讓大腦慢下來更好眠

◆閱讀輕鬆書籍

閱讀？不是連醫師都說睡前不宜嗎？其實醫師是指睡前不要閱讀懸疑小說，尤其是那種會讓你欲罷不能的，像金庸、哈利波特等。最適合睡前閱讀的是旅遊、服裝、攝影之類的雜誌，除了內容輕鬆愉快之外，閱讀隨時可以告一段落，沒有懸念。即使大部頭的小說也可以**養成緩慢閱讀的習慣，從書中描寫的景物去想像、去欣賞，會幫助平緩情緒，形成腦中的慢波**。其他像是商業或政治方面的雜誌，也不宜睡前閱讀，曾有位病人說已經照我教的看雜誌，但是一樣睡不著。所以他來看診時我問了一些問題。

「請問你都看什麼雜誌？」我好奇地問。

「商業周刊、經濟學人……」噢！我想找到原因了。

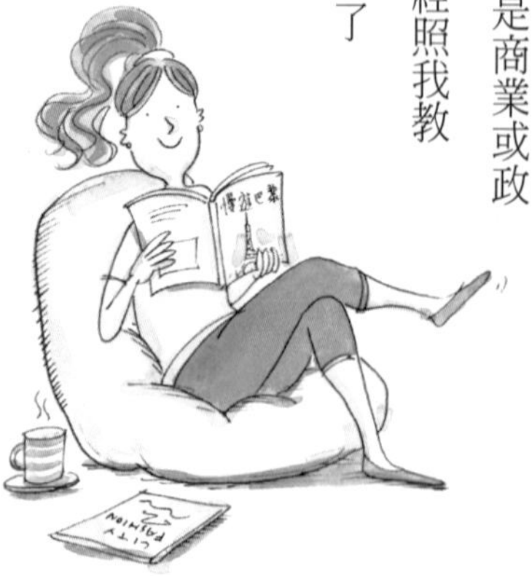

「這些不會太用腦了嗎？」

「不會啊！我平常都看這些，很習慣了！」

滿腦子生意經，不知道怎樣才叫放鬆的人，難怪會失眠！

◆靜態的興趣嗜好

靜態沒問題，但什麼是興趣？看電視算不算？當然不算啦！簡單舉例大家就能了解，所謂的靜態興趣像集郵、模型、手工藝。「興趣嗜好」跟「休閒娛樂」是不同的，首先是休閒娛樂偏聲光刺激，腦子是被動的接受者；而興趣或嗜好有學習的層面，需要「慢慢」花時間去累積、享受。最重要的是**藉著靜態的活動**，如回顧郵票、擦拭模型、愉快地完成手工藝作品，你的**腦子會形成慢波，進入放鬆休息的狀態，有助睡眠**。像LV、瑞士鐘表、德國精密工業，很可能是北歐長夜漫漫，做手工藝慢慢做出來的。

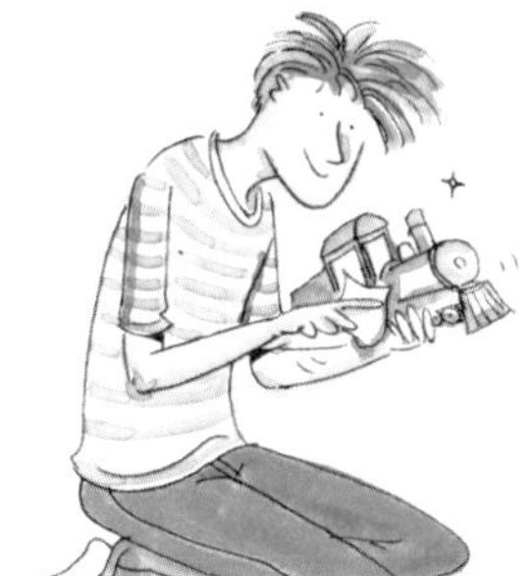

「醫生，那去KTV唱歌算不算？我可是職

業等級的喔！可以都唱慢歌。」

「去KTV完回到家會不會太晚了？」

「那我早去早回總可以了吧？」

「唱歌是要投入情緒的，還是白天唱比較好。」

老實說，歌唱得再好，也很難到達興趣或嗜好的學習層面。

◆放鬆練習、打坐冥想

打坐冥想除了要注意吐納之術，亦即**腹式呼吸，可以幫助負責放鬆的副交感神經之外，一樣有幫助腦子形成慢波的效果**，只是需要比較多的練習。放鬆練習以腹式呼吸爲主，難度相對比較低，但是依然需要指導。做得好不僅可以調整自律神經、提高身體含氧量、放鬆緊繃的肌肉，還可以幫助入睡。相關辦法後面會以專章介紹。

「醫生啊！我不會打坐，而且什麼是冥想啊？我

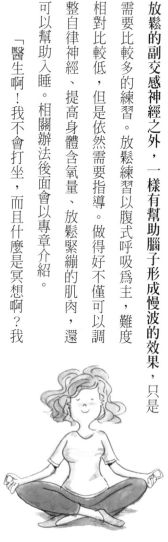

都靠唸《金剛經》或抄寫《心經》，有時有效，但大部分還是擴龜睡不著。」

「那你抄寫《心經》的時候，腦子都在想什麼？」病人看久了，自然知道問題所在，所以我再問了一句。

「想說現在是一百遍的第幾遍。想說這樣做很久了，修行怎麼都沒進步，媳婦一樣對我不好。」

第一種想法帶著趕工的味道，期待要趕快寫完早點睡，這時抄寫什麼經都沒用。第二種想法則是唸著唸著，浮現婆媳不愉快的回憶，負面情緒跑出來了，自然也難眠。

◆親密、和諧的人際互動

和毛小孩相處、按摩、泡熱水澡都有助紓解情緒和壓力，但是按摩對於放鬆腦細胞跟肌肉的效果無法維持太久，頂多兩三天就沒效了；天天泡澡也有其困難；毛小孩除了需要照料、牽絆生活與旅行之外，生離死別更會造成焦慮甚至憂鬱。因此，怎樣在家庭中有良好的親密互動，往往是最重要也最常被忽略的。最好的行為是「輕聲細語、溫柔體貼」；最好的關係是「投桃報李」。請大家先放在腦裡細心體會，因爲認眞談起來需要一整本書的篇幅，這裡只能先揭示原則讓大家體會。

「投桃報李」，意指別人對你的好要放在心裡，適時做出回報，也要學習體會什麼能讓對方「感心」。大家互相，而且是眞正用心的付出，讓人心感覺到溫度。

「醫師，那性關係呢？」有的病人這樣問過我。

雖然法國人有一說是：「愛愛是最好的安眠藥。」但對於每天都難入睡的人，這帖藥可能不適用，或許只能適用在熱戀期的年輕人吧？

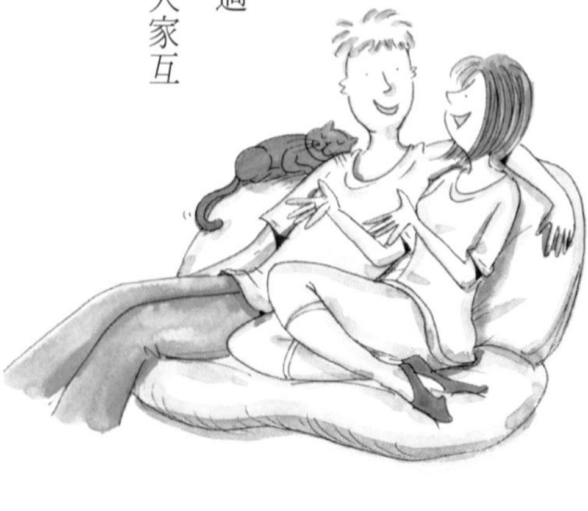

就是那道光讓你睡不好

只要住過旅館的人都知道，除了閱讀燈，房間內都是使用間接光源。但是你知

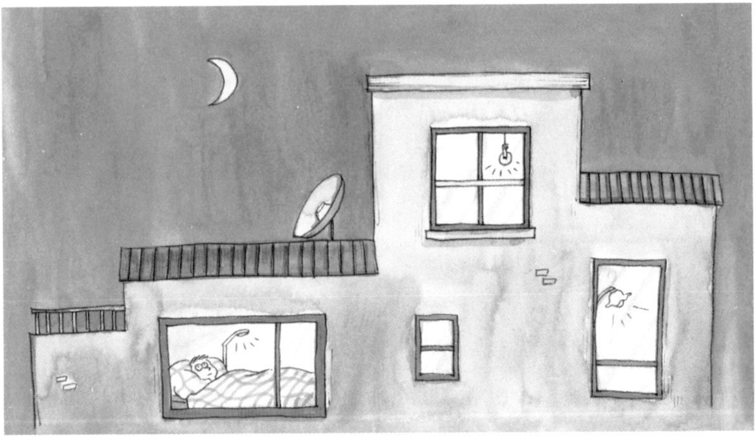

道爲什麼光線要這樣配置嗎？臺灣人常常抱怨這種光源太暗，找不到東西，歐美人卻很習慣這種照明的安排，事實上這是因爲他們對於光線的需求跟我們的確不同。白皮膚的外國人，因爲瞳孔的色素較少，對光線比有色人種敏感，亮度需求較低；但你可能會問歐美的餐廳、客廳一樣光線明亮，很少使用間接光源啊！所以，其實重點在光線。

因爲一**旦光線暗到某個程度、腦子不再工作，保持警醒功能的多巴胺濃度才會開始大幅下降，接著褪黑激素開始分泌。這是入睡的一大關鍵**，因此建議臥室裡不要使用LED的光源，眞的太亮了，會影響睡眠。

「你臥室的光線會不會太亮啊？一般臺灣家庭的燈光都太多，這對睡眠很不好。」

「醫生，你放心，我睡覺的時候會把所有燈都關掉。」這是最常聽到，問東答西兼跳針式的回答，也反映了臺灣在睡眠衛教上真的不足。

「那時再關就太遲了！**睡前一至兩個小時就要調降光線**，像一般旅館一樣昏暗，那就是歐美臥室的燈光，**這樣腦子才能休息**。」

「可是那樣太暗了，走路會跌倒，還要急著做完家事。」

有時還要先解釋一遍多巴胺理論給患者聽，真的很累。但是我真的很懷疑那種喜歡「光ㄅㄧㄤˋㄅㄧㄤˋ」直到入睡的人、希望下大夜班在睡前多曬點陽光的人、睡前喜歡再留戀一下工作或手機的人，要改變這些錯誤的睡眠習慣，談何容易。假如沒有足夠的動機跟決心，加上研讀一本詳實且完整討論失眠的書，基本上如同「阿婆生仔」，真拚，超級困難！

要好睡，可要搭配正確運動

運動跟失眠之間是沒有直接關係的，不是睡前運動就可以睡得著，但**好的運動倒是可以紓解壓力跟緊繃，排解情緒帶來的負面能量，有助睡眠**。

「醫生啊！我每天晚飯後都去運動至少一個小時，可是爲什麼我的失眠都沒有改善呢？」患者一臉狐疑跟挫折。

「那請問你都做哪些運動呢？」

「游泳、散步、騎腳踏車啊！」

「那你吃完飯再去運動一個小時，中間至少也需要一個小時消化食物，那運動完幾點了？還有你是游蛙式嗎？」

「運動完回到家都快十一點了，不趕快睡隔天起不來。醫生你怎麼知道我游的是蛙式？」

這答案顯而易見，游一至兩小時的自由式需要有選手程度，仰式則是盯著天花板無聊到爆，而蝶式大概要超人才能負荷。

爲何運動對這個病人沒效，其實有三大關鍵：

◆**運動完太晚了，得「趕快」睡**。一趕表示腦子要急起來，腦細胞就難入睡了，還記得我們前面提到睡前兩小時要輕鬆、靜態，產生慢波嗎？

◆**這位病人原本就有滿嚴重的廣泛性焦慮症，失眠也很久了**。缺乏適當的治療，單靠運動是很難治癒的，除非沒有工作，或生活沒什壓力。

◆**運動時間太久但強度不夠，讓腦細胞放鬆的效果其實不好**。要眞正可以放鬆腦細胞，靠的是運動後神經傳導物質的改變，運動時心跳速度要達到每分鐘一五〇至一八〇下，並維持至少二十分鐘[2]。

運動做得久，不如做得巧

簡單來說，運動完汗要流滿多的，上衣至少該濕掉一半，但不至於喘不過氣

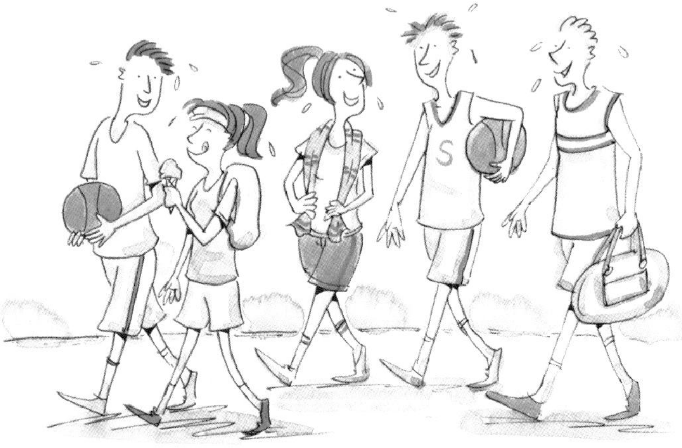

② 絕對不可勉強，循序漸進，量力而為。

來，也不會肌肉痠痛，不然**乳酸堆積會影響睡眠**。打過籃球三對三鬥牛比賽的人幾乎都有這樣的經驗，連續比賽二十分鐘下來，汗流浹背，所有的煩擾擔心都不見了，運動後只要吃碗冰就會覺得人生超幸福。這樣強度的運動能放鬆腦細胞、排解負面能量，甚至讓人感覺快樂、幸福，而這些都要透過腦中神經物質的改變，像腦內啡、血清素、多巴胺。

所以什麼吃完晚飯散步兩個小時？對不起，沒用！游兩個小時蛙式？稍微好一點，但還是不夠！瑜伽？我有幾位失眠病人不僅練瑜伽，還是瑜伽老師。至於有些企業人士風靡的一天一萬步，是可以降低心血管風險，但對改善失眠毫無助益，更多是求心安啦！運動強度要夠，心跳至少每分鐘一五〇下並維持二十至三十分鐘，最後十分鐘拉到心跳每分鐘一八〇下更好。但很少人一開始就做得到，不到十分鐘就得先蹲下，喘到像隻哈巴狗。

因此，一開始要藉著較舒緩的運動加強自己的心肺功能，慢慢增加心臟的承受度。但最後的目標是高強度，不過時間不用太長。以運動器材來說，建議選擇可以控制速度又能測量心跳的飛輪，不僅容易監測進度，過程也最安全。

運動時間最好在晚餐之前。因爲一旦吃了晚餐，至少還要等一個小時才能做高強度運動。這樣大家會覺得已經累了、懶了，於是就放棄了。想要堅持不懈運動的人，下了班先吃少少的東西，運動完後再吃飯。

我有位病人，**單單把運動時間由晚餐飯後改到飯前，睡眠品質就改善了很多**。但是假如時間許可，方便盥洗又可以從容上班的話，更好的作法是移到早上。如同本書一開始時提到的，要處理慢性失眠是一件耗時且辛苦的事情，醫師跟患者都需要有耐心、要投資時間，還要有一顆學習的心，改變運動時間就是一個很好的例子。

以前我在國際性的大型製藥公司上班，經常要出國開會。最高紀錄一週一個國家，連續五週，還包括長程的歐美行程。因爲時差的關係，往往很早就醒了。這時，只要六點多到健身房，保證可以看到公司高層已經在跑步機周圍撒下大量汗水，時速都在每小時十公里以上，並維持半小時。一般人根本做不到！這些總經理、副總裁都不年輕了，但是規律且強度夠的運動讓他們整天精神奕奕，開無聊的會不打盹，晚宴還能應酬到十一點。

因此，有失眠問題的人務必記得：「不是晚上藉助運動讓自己睡得好，而是藉著正常作息、運動，幫助腦部分泌正向情緒、製造可以紓解壓力的化學物質，加上良好的紀律跟生活習慣，自然就能一夜好眠。所以，**失眠困擾者不要再於「睡前」勤做運動了**。

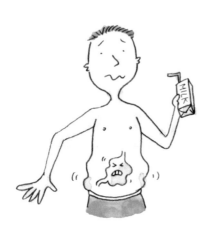

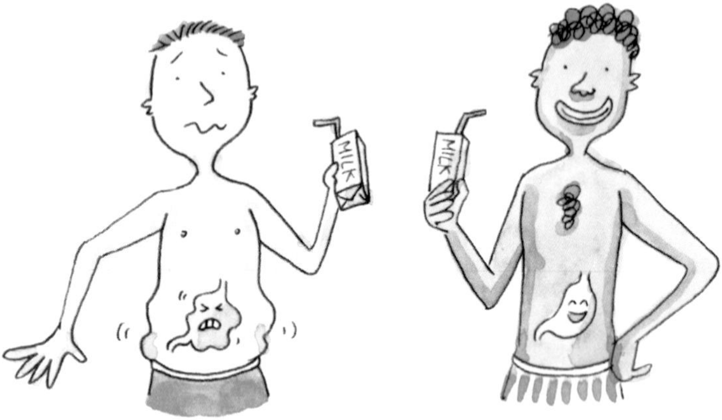

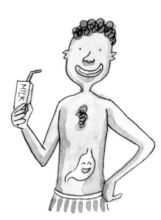

吃下肚的，會影響你的睡眠

聽到新聞報導指出幫助睡眠的黃金消夜[3]是「香蕉與溫的低脂牛奶」，我就覺得還是該教大家正確知識。這就跟那時病毒型腸胃炎流行，媒體頻繁報導某醫師說不宜食用運動飲料、白吐司，是同樣荒謬的鬧劇。也像某次電視台採訪我，詢問是否有研究根據，表示睡太久的人容易得憂鬱症？事實上那是負相關，說的就是睡越多，憂鬱越少。

新聞媒體一味追求收視率、點擊率，因此越聳動、越違反一般常識就變得越有報導價值。這種民粹加反智[4]，真的是社會一大亂源。大家以爲睡前吃香蕉能幫助睡眠，因爲營養師說「香蕉富含色胺酸」，但色胺酸雖然可以轉化成腦中抗憂鬱化學物質5HT，但跟立即性睡眠無關，更何況量實在不多，影響不大。

其實食物是脹氣的來源之一，吃不對食物就會產生脹氣。像過量的多醣類，如香蕉、地瓜、洋蔥等，都是脹氣生成的原因。對患有高比例乳糖不耐症的亞洲人來說，奶製品中的乳糖會造成消化不良或吸收不良，因此會有腹脹、腸子過度蠕動，甚至腹瀉的情形發生。所以，睡**前千萬不要吃香蕉或任何乳製品，低不低脂更完全不是關鍵，是體質的問題**。到時胃是脹的、腸子是亂動的，就算睡著了恐怕也一夜折騰，就像睡前運動過量造成肌肉乳酸堆積一樣，都無法一夜好眠。請傾聽你的身體，有進步的話多試幾次，沒用的就三振出局！

③什麼黃金之說，黃金睡眠、黃金救援，聽聽就好，自己的判斷力很重要。

④反智就是不管科學依據，即使明顯不合邏輯，卻只相信親朋好友、電台廣播、電視廣告。像SARS期間，有保健食品主打增強免疫力，殊不知健康人死於SARS的是免疫反應太強，殺死自己的肺細胞，造成纖維化。

有關睡前的吃吃喝喝、保健食品，以下兩點提供大家參考：

◆咖啡與茶

睡前避免咖啡因的攝取是重要的。尤其是晚飯後泡老人茶消磨時間、聊天更是造成失眠的原因之一。老人其實真的需要睡眠，尤其是年紀越老，咖啡因造成的影響越大。那白天能不能喝咖啡呢？當然沒問題，只要在下午三至五點以前，一天不喝超過兩杯都是可以的。

不只媒體嚇唬人，醫師也會：「你有胃食道逆流，睡前不可以吃東西、不可以吃辣的、酸的、太油的，甜點、酒精和咖啡也都禁止。」

我以前在一家聯合診所看診過一段時間，診所後面有一間胃鏡室，經常傳來這段雄壯威武的叮囑聲，病人都默默不敢回嘴。聽久了我開始想：「這樣活著不會太辛苦嗎？」我也偶有胃酸逆流，但只有在空腹吃又油又甜的臺式喜餅時才會，其他時間都不會啊！記得醫師說的可能是不對的資訊[5]，即使對也不一定適用於你，請學習傾聽自己身體的聲音，就會知道不該吃什麼。

像我最近幾乎都不吃油條，因爲吃完之後身體覺得怪怪的，可能摻有工業用的明礬。盡量喝瓶裝的氣泡礦泉水，喝一陣子之後覺得身體眞的變健康了。我之前有位病人單喝可樂或茶飲之類的，誘發了輕微躁症，話不停、睡很少。其實**只要留意一些食物、情緒、生活方式和睡眠的情形，跟醫生好好討論**，有時答案很清楚，治療也就輕鬆了。

◆保健食品

鈣片、GABA⑥、褪黑激素⑦，最近還有蜂王乳加芝麻與維他命E！其中，我曾應推銷業務的請託，自己試用看看GABA。是有點效，但很快就沒感覺了。

---

⑤ 其實很多去做胃鏡檢查的人平常不會「溢赤酸」，食道勉強看到有些被胃酸燒灼的痕跡，病人的症狀是胃脹打嗝，比較像焦慮症造成的，香港中文大學研究發現十四%胃食道逆流病人是焦慮症。

⑥ 這種傳導物質的作用廣泛，跟抑制腦細胞有關，市面上許多保健食品號稱可治療失眠，其成分就是GABA。

⑦ 目前顯示褪黑激素效果不是太理想，只適合用於控制時差。現在也有褪黑激素的安眠藥，我吃了整天精神超差。這款藥可能只適合某些人吃。

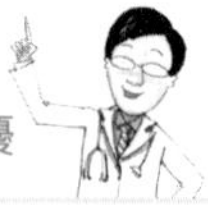

以前聽說在臺大有位精神藥理教授就會試藥，連超可怕、副作用極大的抗精神病藥都敢試。試藥當然只服用很低的劑量，據說還是造成肌肉僵硬，很不舒服地過了一天。我膽子比較小，只敢試沒什麼副作用的抗憂鬱藥物，一般都試個一兩次，但有次足足試了一個禮拜，因爲病人說吃了那個藥，睏到連眼睛都張不開。

根據研究顯示，這款藥的副作用會隨時間而適應，但是病人說只會更嚴重，狠狠打了我的臉。於是我就吃了一個禮拜，眞的反應越來越遲鈍，開車都覺得危險，這才知道盡信書不如無書，病人抱怨要認眞聽。

對保健食品的態度其實也是要開放一點，只要安全、不要太貴，試試都無妨，請傾聽自己身體的反應。若要問多久有效？細胞的改變一般需四到八週，最多需要十二週，所以中醫說等三個月是有道理的。只是嚴重失眠時，哪能等這麼久？停藥後不用再吃就能睡得著嗎？中藥可能有重金屬污染，也不確定對肝、腎的毒性，更難確保比受嚴格檢視的西藥安全。

第9章

寫睡眠日誌，救惱人失眠

治療失眠，你需要決心、知識跟態度

有一次我去上小燕姊的節目，那一集在談婚姻關係，小燕姊問了一個很有趣的問題：

「夫妻結婚很多年了，個性還有辦法改變嗎？」

「可以的。」

「怎麼可能？人年紀大了，改不了吧！」小燕姊驚訝地說。

「只要有足夠的動機就可以。」我說。

有些事情眞的很困難，改變自己只是其中一個，想從服用多年、不吃就不能睡的安眠藥中脫身也是。要擺脫安眠藥或許比改變自己更難，因爲還必須有正確的知識、堅強的決心，有時還必須向眞正專業的人士尋求幫助。

決心之外，還要有知識做基礎。之前提過，引起失眠的疾病包括精神疾病跟生理疾病。以下是一般性的是非問卷，請先試著回答看看：

失眠是一種疾病嗎？	是□ 否□
安眠藥能治療失眠嗎？	是□ 否□
失眠時，喝酒比吃安眠藥好？	是□ 否□
一旦吃了安眠藥，一定會依賴嗎？	是□ 否□
失眠治得好嗎？	是□ 否□

Q：失眠是一種疾病嗎？

不是。基本上，**失眠不是單一疾病，意指很多原因都可以讓人睡不著**。失眠只是疾病中的一種症狀，應該還有其他的症狀才對。

失眠包括入睡困難跟睡眠品質不好，這往往是精神疾病的症狀之一。其他並存的症狀包括焦慮、肌肉緊繃、憂鬱。失眠不一定都是精神疾病造成，也可能是中狀腺亢進、腦部腫瘤或病變、藥物或物質的影響。此時可能會出現顫抖、頭痛、複視等症狀，醫師必須仔細詢問。另外，有許多人的長期失眠跟疾病無關，而是很多各種不利於睡眠生活因素的總和，再加上長期使用安眠藥而造成的依賴性。

Q：安眠藥能治療失眠嗎？

不能，**安眠藥像每晚把腦子敲暈的棍子，並沒有治療功效**。

安眠藥會加強神經傳導物質GABA作用在腦部的效果，減少腦部細胞的警戒跟興奮度，可以取代睡眠中樞鎮靜波的功能，而且威力更強。所以，**安眠藥既不能治療精神疾病中最常造成的憂鬱跟焦慮疾患，有時更妨礙了內分泌**，如甲狀腺亢進或其他腦部疾病的早期診斷與治療。

我常跟病人說：「每次開安眠藥，感覺就像讓你們帶了幾十根棍子回家，睡不著就用棍子（安眠藥）把自己敲暈。這就像媽媽打頑皮的小孩，不打不聽話、越打越嚴重。」

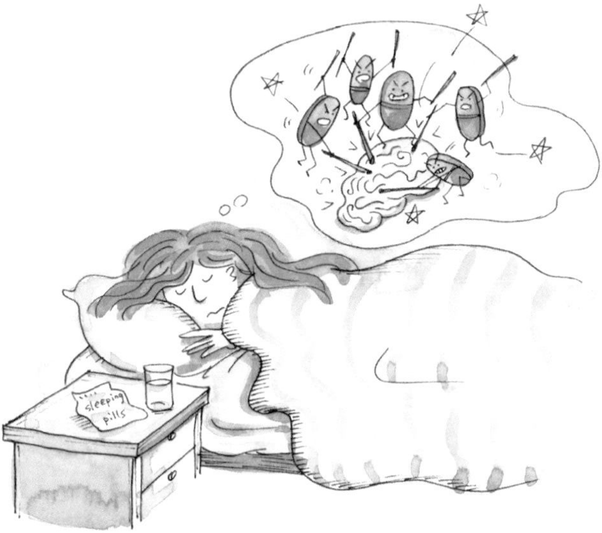

Q：失眠時，喝酒比吃安眠藥好？

當然吃**安眠藥比較好，既不傷肝又不傷腦**。

上一章提到很多有睡眠障礙的病人都說要靠喝酒入睡，總覺得不要吃化學的安眠藥，寧可每天喝酒「卡自然」。有一天看診時突然心血來潮，我問病人：

「你覺得酒比較毒，還是安眠藥比較毒？」

不出所料答案都是「安眠藥比較毒」，但我再問：「爲什麼呢？」

「不知道，西藥不是都比較毒嗎？」病人只能這樣回答。

那請問一下你知道口腔癌已經是臺灣癌症致死第五名了嗎？你知道口腔癌跟檳榔有很大關係嗎？那是安眠藥毒還是檳榔毒？

目前都沒有研究證實安眠藥對肝、腎、腦部會造成永久傷害，除了短期上會影響腦部的認知能力跟反應速度之外，研究也都顯示停藥後，認知跟反應會很快恢復。目前已知阿茲海默型失智症是一種腦部的類澱粉沉著，跟基因變化比較有關，跟安眠藥沒什麼關聯。什麼打麻將、玩電動減緩失智，研究顯示都是無稽之談。

Q：一旦吃了安眠藥，一定會依賴嗎？

只要每天吃，不產生依賴性[1]**也很難**。曾經有位病人問我：

「醫生，我試著不吃安眠藥，也照你說的睡前不滑手機，但是熬到快天亮才勉強能睡一下。」

「嗯！這很可能是一種反彈性失眠，往往要好幾天才會恢復正常，我有位病人等退休之後，才眞的能忍耐度過這段期間，最後也成功征服失眠了。」

「這……，我每天都要上班，可能兩天都撐不了！」

依賴不只是心理上的依賴，而是因爲**每天使用安眠藥，超過兩個月就很容易引起「反彈性失眠」**。意思是比吃安眠藥之前更難入睡，也會變得很焦慮，所以病人一想到沒藥就會恐慌。之前將這個現象歸咎於藥物戒斷，但是學理上講不通，所以更可能的機制是因爲安眠藥取代中樞神經的功能，導致需要一至二週才能恢復原有作用，讓病人覺得好像非得依賴安眠藥一輩子一樣。

Q：失眠治得好嗎？

絕大多數治得好，一開始的正確診斷跟按計畫治療是關鍵。

① 這邊所說的依賴性，跟醫學正式診斷的「藥物依賴」不同，是指不吃安眠藥就無法睡覺。

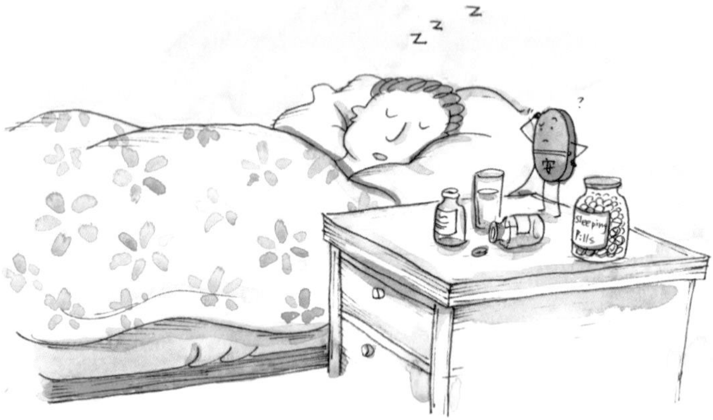

雖然安眠藥真的很安全，但是人的狀況會有變化，還是不得不慎。最令人擔心的副作用其一是當成迷幻藥或鎮定劑「濫用」，另外則是夢遊與失憶。像半夜肚子餓、起來煮東西卻忘了關爐火，或半夜跑出去買東西吃卻睡在馬路上。

因此，醫師一開始就要有正確的失眠診斷，使用正確的藥物治療最常見的焦慮或憂鬱，避免連續使用安眠藥超過兩個月，否則只是製造更難處理的依賴問題。

病人常跟我說一沒看見小史[2]就恐慌，因爲他們覺得這輩子沒它不可能睡得著。針對這點，我最常舉的一個眞實案例是這樣的：

「醫生，一開始我也以爲一輩子要吃小史才睡得著，可是我現在有信心了。」

「爲什麼突然這麼有信心？」

「因爲，我昨天照你說的，提早吃放鬆腦細胞、抗憂鬱及抗焦慮的藥，結果忘了吃小史就睡著了，所以我相信了！」

跟失眠說再見，睡眠日誌很有效

睡眠日誌可以協助醫師與病患了解一天的作息。很多人迷迷糊糊地過日子，加上如果吃太多安眠藥，尤其又太晚吃、白天吃，整個人會變得渾渾噩噩，不管是做藥物調整難，想做心理諮商也不容易。所以，治療失眠的第一步是自己記錄每天的生活與入睡的狀況。但是，這樣就會有進步嗎？

②第一章提過最常用的一種安眠藥：史蒂諾斯。

一開始連我自己也對睡眠日誌的效果存疑。這份睡眠紀錄是翻譯與改編之前赴美買的一本書，所以我並不是那麼的有信心。直到有次遇到一位病人，安眠藥怎麼吃都不好入睡。我抱著不妨一試的心情讓病人拿回去填，結果眞的容易入睡多了。但是說眞的，門診時間很有限，很難解釋到病人都能好好配合。但是如果病人本身有心減少或停止服用安眠藥，每天記錄**睡眠日誌眞的可以幫助改變舊有的不良習慣，建立好的新行爲**。在一個月內，睡眠可以得到改善，接著就能再逐步減少安眠藥的使用。

睡眠日誌有兩份，分爲入睡跟睡眠品質。有關入睡品質的部分，請每天在「睡前」花個五到十分鐘回想一下，填入表一；有關睡眠品質的部分，則請每天在「睡醒」之後花個五到十分鐘回想一下，填入表二。

第一天填寫睡眠日誌時，可能會跟我一開始時一樣沒信心，心想「只要這麼簡單的動作就可以改善失眠嗎？那爲什麼要吃這麼久的安眠藥？」再來，就會又鑽牛

（表一）睡眠日誌：入睡品質〈每晚入睡前五至十分鐘填寫〉

	週一	週二	週三	週四	週五	週六	週日
白天的活動及睡前行為							
運動 類型？何時？做多久？							
小睡 何時？何處？睡多久？							
咖啡、茶 何時？種類？量？							
情緒 快樂？悲傷？壓力？焦慮？原因？							
食物及飲料〈晚餐、消夜〉 內容？時間？							
藥物或助眠藥 種類？量？時間？							
睡前事項〈打坐／放鬆〉 做什麼？做多久？							
上床時間							

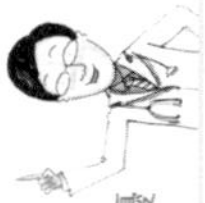

（表二）睡眠日誌：睡眠品質〈每天早上睡醒後五至十分鐘填寫〉

	週一	週二	週三	週四	週五	週六	週日
睡眠狀況或中斷情形							
何時起床							
在床上但沒睡著的時間做了什麼 〈閉上眼睛、想工作⋯〉							
睡眠中斷 半夜醒來幾次？醒來後做了什麼？ 花多少時間再入睡？							
睡眠品質 淺眠？多夢？							
總睡眠時間							
醒來感覺 有精神？沒睡飽？							

角尖地想說：「已經吃這麼久的安眠藥了，以後眞的不吃藥也睡得著嗎？」

有一句成語叫作「事出必有因」，很多人會說自己之所以失眠是沒有原因的，最近也沒發生什麼事，失眠就突然惡化了！這就像很多廣泛性焦慮症的患者，明明焦慮不安、每分鐘心跳幾乎破百，每天胸悶胃脹，卻都說：「醫生啊！你爲什麼說我看起來很緊張呢？我一點都不覺得緊張！哪有焦慮？我的生活很好，都沒有壓力，爲什麼說我會焦慮緊張？」

另有一句成語叫作「人貴自知」，正好能說明這個情形。因爲很多問題都出自於**我們對自己的情緒無感、潛意識拒絕自己的負面情緒、害怕被貼上精神疾病的標籤。此時，我們就會不了解自己的狀況、搞不清楚爲何失眠**。

讓我來說個故事，她是台灣版「PRADA的惡魔」，六十五歲女性，一間進口公司的董事長。

「醫生，我每天晚上睡不著。吃神經內科的藥是可以入睡，但是半夜會醒過來，然後就再也睡不著了。你可以開安眠藥給我嗎？」

失眠看神經內科，這是很常發生的事。雖然神經內科醫師基本上對病人睡得好不好並沒有特殊興趣，治療也非他們的特殊專長。但誰叫社會很多人總是戴著特殊眼鏡看待精神科呢？

「喔！那我先看一下妳健保卡的就醫紀錄，看看妳之前吃的是什麼安眠藥。」透過健保卡，可以瀏覽就診紀錄跟曾服用的藥，但與健保局連線之後可以知道更多。我曾有位病人是男同志，因爲感情問題求診。當我關心他爲什麼長達兩年多還沒有新關係，他說看太多所以不想談感情。結果有次健保卡一連線資料，發現他得了愛滋病，這才知道病人沒告訴我的隱情③。讓我再回到這位貴婦董事長：

「哇！妳最近看很多科耶！單單前兩個禮拜就看了心臟科、腸胃科、復健科，還有妳所說的神經內科。他們開的安眠藥已經算比較強，而且作用的時間也很長，這樣還不好入睡，睡眠時間很短？」

「對啊！醫生，我這樣還有藥醫嗎？對了！我還經常心悸、胸悶，胃脹得很厲害。」

「那胃鏡、心電圖都檢查過了嗎？」我一看就診紀錄，發現心臟科用過的鎮定劑種類時，我的診斷已經八九不離十，是「恐慌症加上廣泛性焦慮症」。

「有。我做了全身健康檢查，什麼自費電腦斷層六十四切都做過了。醫師說我一切都很好，都叫我看精神科。只有復健科叫我去拉脖子，因爲我肩頸非常緊繃。」

「可是壓迫到神經的頸部脊椎間盤突出，造成的症狀是手麻、疼痛，不是肩頸緊繃。健保IC卡上的診斷也說沒有神經病變，神經傳導的檢查結果也是正常的，對嗎④？」

「對啊！可是，醫師我只是來看失眠的問題，你怎麼問這些問題？」

「那其他科醫師爲什麼都說檢查正常，叫妳來看我們這一科。他們沒說妳得到的是恐慌加上嚴重焦慮嗎？」眼前這位滿身珠寶、貴氣凌人的董事長，聽了我的話

③當醫師擁有你的健保卡，你的一些隱私還是無所遁形的，即使醫師並不想知道。有些時候，像懷孕、性病之類的情形，醫師知道了問也不是，不問又不行。

④有些醫師會說長骨刺，人到了六十幾歲，多少都有骨刺，但骨刺很少會壓迫到神經，更不會造成兩側的肩頸緊繃。我有位病人曾經做復健做到下巴都拉斷，肩頸照樣緊繃。

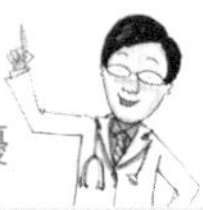

不情願地點點頭。

「所以問題是，妳不認爲自己得到的是精神疾患，不願意看身心科醫師，不管多少名醫跟妳建議過？」她又是不情願地點點頭，但是這次至少願意聽我說。

這個章節不是在談睡眠日誌嗎？這個故事與「睡眠日誌」有什麼關係呢？假如這位病人有好好塡睡眠日誌，她應該就會發現，不僅只是睡眠問題，所有的心悸、胸悶等症狀都和她與兒子間的衝突、持續的婆媳問題，還有工作壓力有關。

不僅僅是前面篇章提到的「慣老闆」會造成員工的失眠問題，老闆也會有睡不著的困擾。這是因爲企業主往往認爲自己的心靈力量很強，不想在任何人面前示弱，甚至連自己都對壓力、負面情緒視而不見，認爲不該看「神經病」醫生，怕自己是「神經病」。這位穿著PRADA的惡魔，就是標準的、固執的、霸道的企業主，連兒子在她面前都要畢恭畢敬。媳婦說惡魔生病時忙著看醫生，是他們最幸福的時光，但當我把惡魔治好了，就換媳婦因憂鬱而來求診，人生就是這樣諷刺。那我以後要再治療惡魔嗎？以她的脾氣，病一好就不吃精神科的藥；不吃藥，人際互動的負面情緒就又讓她很快發病，永遠無法改善。

當病人如實填寫睡眠日誌，學會觀察並記錄自己的生活作息，外加發掘自己壓抑的情緒跟壓力，保證馬上就能發現失眠的原因，在治療上更立刻大有進步。假如病人偷懶，不願意面對自己，那就不要怪醫生治不好，或者自己成爲藥罐子了。最大的困難是病人偷懶，習慣把責任丟給醫師，自己什麼都不想學、不想做。

但是，治病往往是需要醫師跟病人一起合作的。最典型的例子是糖尿病，病人一定要學習飲食管理，必要時還要學習幫自己打胰島素。

因此，病人擁有正確的觀念跟態度很重要。醫師的專業知識跟正念堅持也同等重要，有時單讓病人知道什麼是擔心、焦慮、壓力，並願意去承認與面對，就要花上半小時，或者好幾次的半小時。

填寫「運動」「小睡」「咖啡、茶、食物及飲料」「睡前事項」「藥物或助眠藥」「上床時間」應該都沒困難，但是「情緒」這格可能有困難。怎樣叫快樂？什麼是壓力？尤其是親密關係造成的壓力或焦慮又該如何確定？這些可能需要花點時間經過一些討論，像以下這個病患的壓力來自四面八方，卻選擇當鴕鳥。

「醫生，你問我生活有沒有造成失眠的壓力、不好的情緒？沒有啊！我跟妹妹、男朋友住一起，工作穩定，也沒有壓力啊！」

「喔！妳跟男朋友同居也兩年了，有考慮結婚嗎？男朋友去提親了嗎？妳都三十好幾了。」

「沒有，他工作不穩定，收入也比我少，我不敢帶回家見爸爸媽媽。」

「可是你們住在同一個縣市，又跟妹妹住，她得要幫你隱瞞吧？爸媽不會催妳結婚嗎？」

「會啊！他們很傳統，每次都叫我趕快結婚，害我不知道該不該說。但想想他們不會同意，就算了！」

人的潛意識很神奇，就像最近流行的一句話「裝睡的人叫不醒」。這樣還能算是活得沒壓力、沒情緒，不擔心嗎？

雖然填寫睡眠日誌中的情緒這部分有難度，需要一些討論才能填好。但經過詳細說明之後，假如連一、兩個禮拜都塡不好，甚至連做都沒做，那眞的沒有什麼藉口，眞的是「懶惰沒藥醫」。

第10章

腹式呼吸，重新思考睡眠這件事

「醫師，我昨天晚上翻來覆去，只睡了五個小時。早上醒來精神很不好，很難過，覺得自己快死了！」

其實所有研究都顯示睡眠剝奪，尤其是如低於兩週這種短期情形，並不會對健康造成影響。只是在開車、操作機械時可能有危險。

「一天沒睡好不要擔心，你這個月有很多天都像這樣嗎？」

「沒有，就只有昨天。可是早上起床後超級不舒服，出現胸悶、頭痛、肩頸緊繃一堆症狀。」

有這麼嚴重?!但在我看來還好，中氣十足，該不會是來討拍求安慰的吧？不管怎樣，我心想這是做衛教跟認知治療的契機。

「實際上這種情況很多人都有，研究也顯示對健康沒影響。像我在當實習醫師的時候，有一次徹夜急救小孩，後來值班到凌晨五點，竟然站著睡了！好心的住院醫師叫我先去睡，問題是，我六點半之前要醒來替所有病房的小孩打針、打點滴。而且隔天早班照上，忙到晚上六點才回家①。後來當住院醫師，一個禮拜值兩、三次班，幾乎每晚平均只能睡三、四個小時，因爲要去急診看病人，還是分兩、三次睡。心臟科的總住院醫師更慘，輪值到加護病房那個月，晚上幾乎都不用睡，只能白天瞇一下，或者在短短的假期中拚命睡。」

「你那是在工作，不一樣啦！我在家都很不舒服，不知道一天怎麼辦？」

我心想病患沒在工作，情況應該更好才對。所以我又提了一個建議：「那就出去走走，往往最有幫助。」

「覺得頭暈腳麻，叫我怎麼走？醫生，你們是超人啦！不知道睡不著、睡不好的辛苦，那是特別的累。不過我同意啦！偶爾失眠或睡眠不足，應該不要那麼擔心，要放輕鬆點。」

---

① 醫生是標準的過勞族。勞基法管不到，但健保總額下，薪水卻越來越少，尤其到了五十多歲還要值夜班的時候，真的很悲慘。

「好啦！相信我，偶爾沒睡好不用擔心。**我們身體有自然機制，會強化睡眠中樞的鎮靜波，幫你補眠。倒是亂擔心，預期自己會睡不著才是失眠的大殺手。**」

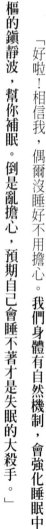

病人聽了我說的話點點頭，心滿意足地回家了。

透過認知治療擺脫負面思考，就能睡得更好

其實前面提到的這個案例就是失眠的認知治療。病人在經過一段長時間的失眠之後，天一黑、甚至剛睡醒，一張開眼就開始擔心晚上睡不著怎麼辦？漸漸對睡眠形成一些負面想法，而認知治療就是要學會發掘這些負面想法，並將之改變成正面思維，因爲睡眠這東西甚至比追女朋友還困難，**越是想得到好睡眠，越是睡不好**。

這些負面的認知想法，幾乎每個慢性失眠的病人都會有②，所以需要改變，但這需要六至十二次的認知治療，一次至少半小時，但願意這樣做的病人很少。除了病人眞的要有決心跟安眠藥說再見，醫師或心理治療師，也需要很好的專業訓練，更需要政府、健保跟相關學會的支持③。

負面想法	事實	改變為正面思維
連續好幾晚完全睡不著	要連續很多天完全沒睡不太可能，有時睡著了卻不自知，或者過度渲染問題嚇自己	多少還是有睡著，只是睡眠品質差，要好好跟會治失眠的醫生配合
一定要睡上八小時，不然隔天精神就會很差	不用睡足八小時，雖然研究顯示睡足睡好時確實會神清氣爽，但睡太多反而會較短命	實際需要的睡眠時間比認為的少，雖然沒有神清氣爽，也可以好好過一天
越睡越差，晚上又要失眠了！明天又慘兮兮了	越擔心，睡前預期性焦慮越高，焦慮造成腦細胞緊繃，失眠更嚴重	要改變想法，適當的治療、規律生活加睡前訣竅，睡眠一定能越來越好
要是睡不好就會頭痛、肩膀緊繃，渾身不對勁	睡不好沒有那麼大的影響，擔心失眠本身會製造很大的焦慮，影響情緒，而焦慮造成的症狀比失眠更嚴重	對失眠這件事不要那麼緊張、焦慮，較不會受失眠本身的影響，要想想自己最近是否有壓力
每天晚上都要睡得好，不然會早死、失智	人很少每天都睡得好，有生活或心理壓力時自然會睡不好	一個晚上睡不好不用緊張，很多人就算沒睡好也很長命啊！現代人都活這麼久，不用太計較
因為不容易入睡，要提早上床	越擔心越睡不著，花太長的時間在床上等待，反而越焦慮，會讓床變成你最害怕的地方	減少在床上等待的時間，做一些讓身體放鬆、讓腦部產生慢波的活動，參見第八章
沒有安眠藥一定睡不著／吃安眠藥有毒	很多人透過決心、適當的治療及學習，都可以不用安眠藥入睡。就算真的需要吃安眠藥，短期服用也不會有問題	找對醫師，好好配合，總有一天可以靠自己入睡，就算吃藥也沒什麼大不了，只要不越吃越多就好

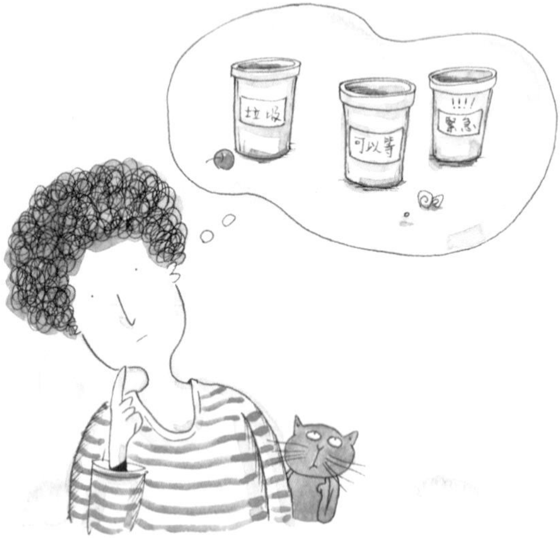

另外一種認知治療則是針對焦慮症的病人，也包括恐慌症、強迫症等焦慮性疾患，因爲有太多失眠跟焦慮有關，透過認知跟行爲上的一些改變，將有助改善情緒跟失眠：

◆評估擔心的機率與後果，學會放下

並不是每一件擔心的事情都會有嚴重後果。像是擔心講錯話、下午茶遲到、小孩感冒，這些事情對未來沒有實質影響。與其過度擔心，應該要評估一旦出了狀況，後果眞的嚴重嗎？眞的無法挽回嗎？這時再把機率考慮進來，就可以明白看出擔心是過度的、多餘的。經過反覆的練習，「擔心」這件事就會變得比較容易控制，要是能培養直覺反應，把不須擔心的事情直接丟進腦中的垃圾桶，就是一〇〇分了。

◆生活引擎裡的燃料不是擔心跟焦慮，而是計畫與執行

假如擔心並不能激發任何行動，不管多擔心，事情都不會因此而有所改變，只是降低效率，製造衝突。有時要學會聽天由命，學會做阿Q。能夠讓事情變好的，只有良好的計畫與執行。就像業務主管因爲擔心業績達不到，把屬下叫來罵，自己還得了恐慌症。與其罵人，不如分析狀況，幫助屬下成長，眞的達不到眼前目標，那就爲下一個月提前做好準備。

②單單全部講解一遍，醫師大概先要去掛病號。要想一次全面改變病人錯誤的認知並換成正面想法，再加上還有睡眠注意事項、正確運動等，是很困難的任務。

③照目前的狀態，健保給付的治療費比一次腳底按摩費用還低，還限制次數。但是，開立或服用一顆安眠藥卻是便宜又不用花力氣學習。

◆放鬆跟快樂不是罪惡，是生活的必須

除了要懂得聆聽身體的聲音，能夠察覺自己的情緒，更要知道生活是一種選擇。休息不是罪惡，放鬆是爲了效率，快樂是我們需要的正向能量。這時可以改變對睡眠不利的認知與生活習慣，自然就不用吃藥，還能過得更快樂。不要當自己是超人，尤其是疲累、缺乏休息和私人時間、空間時，更要傾聽身體的聲音。記得一件事：一個禮拜至少要有四個小時是完全屬於自己的，放下世俗慾望，逃離別人的期待，活在當下，擺脫不必要的罪惡感。

請你跟著我，好好慢呼吸

接下來提到的**腹式呼吸可以幫助放鬆**，而且隨時都可以做。像我有時開車要趕重要行程，也會覺得呼吸短促、心悸、緊張、焦慮，這時我就會一邊開車，一邊做腹式呼吸。很多病人在診間往往也是過度緊張，明顯呼吸淺而快，一把脈心跳都破百，這時腹式呼吸就能幫上不少忙。

網路上相關的介紹很多，說法也很不一致。我身爲精神科醫師，請教過太極大師、皮拉提斯與瑜伽老師，甚至是搏擊課的教練。最後發現，腹式呼吸其實沒有標準方式，重要的原則是要先了解「呼吸」跟「橫膈膜」。

腹式呼吸，即橫膈膜式呼吸，是藉著平時訓練橫膈膜往下移動來幫助呼吸。吸氣是指我們把外面世界的空氣吸到肺部來，而肺本身是被動的，靠的是讓空氣填飽彈性。那空氣是如何被動進入肺部呢？

一般是靠肋間肌上提肋骨，往外、往上發展，如下頁圖所示。有時要多吸一點，鎖骨、頸部肌肉會幫忙。有人搞到臉紅脖子粗，拚命往上拉提，卻只多吸入一點點空氣。

腹式呼吸其實很少見，會運用腹式呼吸的，往往是因職業上的需求，像管樂、聲樂家、潛水員，練功夫的人。所謂的「腹式呼吸」這個名字，其實是不對的，更好的名詞是「橫膈膜式呼吸」，藉助橫膈膜往下的力量，讓肺往下方擴張。橫膈膜介於肺部與肝臟腸胃之間，就是黑白切裡面的肝連肉，很厚實，上面會帶一點白色的筋膜。

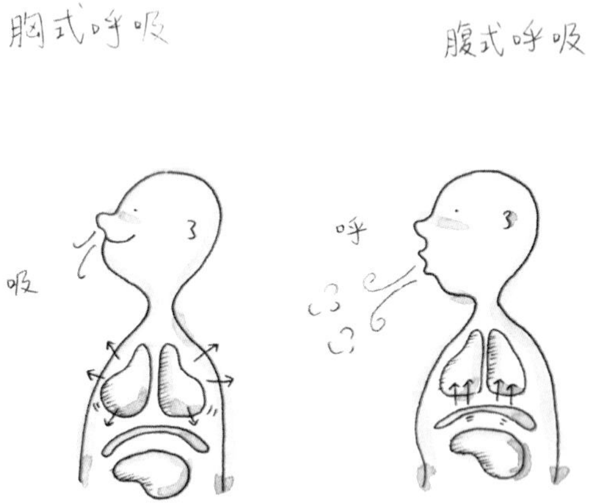

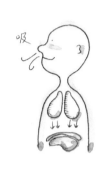

上圖介紹了兩種呼吸方式的差異。胸式呼吸法只使用到五分之三的肺泡，甚至更少。而我們一忙，交感神經亢奮，呼吸就變淺，肺部的擴張甚至會變更小。橫膈膜下拉可以讓肺得到多四〇％的空間，但很少人需要這麼大的肺活量。其實在一般狀態下是用不到橫膈膜式呼吸的，胸式呼吸所吸入的空氣，就有足夠氧氣，提供身體所需。

橫膈膜是一大片很厚的肌肉，其設計基本上是用來保護肺部跟腹部不相互影響，不管是肺部的空氣跑進腹部，或腸子卡進橫膈膜，甚至穿過去，都會危及生命，必須立刻開刀。絕大多數的人不會去訓練這一塊肌肉，這也就是為什麼潛水員可以不戴氧氣罩在水下待上數分鐘，但你我憋氣只能維持一分鐘。

橫膈膜式呼吸對人體很有好處，像是：

◆**增加肺活量，也增加各種組織中細胞的氧氣含量**。有益細胞的健康與活性，會更有精神，緊急時肺活量也可派上用場。

◆**讓呼吸變慢、變深沉**。這其實是最大的關鍵，因爲可以降低焦慮、調整自律神經，主要是加強副交感神經，舒緩心跳、降低血壓、腸胃蠕動正常化，同時緊張焦慮也跟著減緩，自然就能睡得更好。

◆**能按摩內臟，主要是腸胃，對排尿順暢也有幫忙**。會有人說這也太神了吧？那對便祕、攝護腺腫大排尿困難也都有幫助嗎？是的，這是進階版，要練過。

做好橫膈膜式呼吸的三大重點：

◆**鼻子吸氣，嘴巴吐氣**。從什麼地方吸或吐是基本，但跟橫膈膜運動無關，而是吸進來的空氣最好經過鼻子加溫過濾。用鼻子吐氣則很難控制呼氣，所以用嘴巴。逆其道而行只是製造不舒服，也無法持續操作。

◆**呼吸緩慢均勻，一次不要做太久**。越緩慢、越均勻，代表的是要學會控制肌肉協調、不要用蠻力。很多人急著做好呼吸，就會過度用力，但橫膈膜是所有跟呼吸有關的肌肉中，最大、最厚，也最少被用到的。快的時候它只會紋風不動，搞得人臉紅脖子粗。一次做太久甚至會頭暈，因爲體內二氧化碳跑出去太多，血液酸鹼失衡。建議一次只要三至五分鐘。一天早、中、晚加睡前各做一組，壓力太大或感到負面情緒時，加做一至兩次。

◆**要感覺到橫膈膜在動作**。我會建議吸氣時，限制住肋骨不要太往上提，想像用點力氣往下壓平一塊橫亙在肺部下方的肌肉，如之前的圖示。吐氣時再想像向下拉，甚至像把原先向上的圓弧拉到反過來向下。反覆做個幾次，橫膈膜就會有感覺，橫隔膜式呼吸也會越做越好④。當已經掌握橫

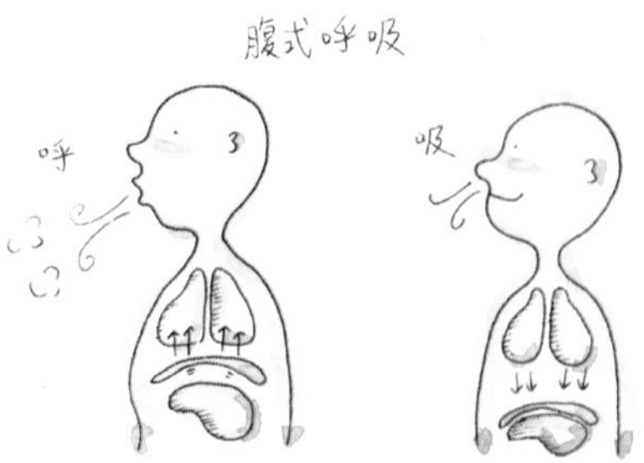

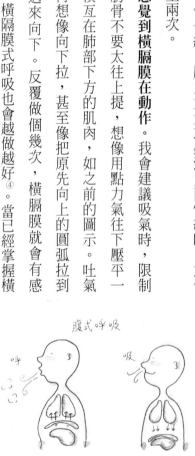

膈膜用力的技巧，就不用特意往下壓橫膈膜。尤其在外面做更要小心，因爲這樣會按摩到腸胃，可能會發生突然想排便的狀況。

記住！橫膈膜式呼吸不是一種立即對睡眠有效的治療方式，要持續做，讓它慢慢取代胸式呼吸，變成你平常的呼吸方式。屆時，受益的不只是睡眠，身體健康狀態都會有所好轉。有些罹患高血壓的病人都可以不再吃藥，胃食道逆流也改善。其實它就是中國功夫的吐納之術，是祖先幾千年流傳下來的智慧。

呼吸加伸展，身體更健康

單單做腹式呼吸是有點單調，動作也很難體會，要是可以結合一些讓吸氣時胸部無法擴張的伸展或放鬆，效果更好。在此提供兩種動作：

④有人建議吸氣時肚子往外也沒關係，但是我會建議腹肌用點力不要向外，骨盆括約肌也用點力，這樣可以按摩腸胃，幫助排便，也有利攝護腺腫大者排尿。

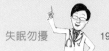

上班族椅子上的下半身伸展加橫膈膜式呼吸

建議兩腳各來一次，這樣至少就做到4次很扎實的橫膈膜式呼吸，兩組就8次，而且下背部也放鬆了。是上班族5分鐘輕鬆又寫意的伸展加呼吸。

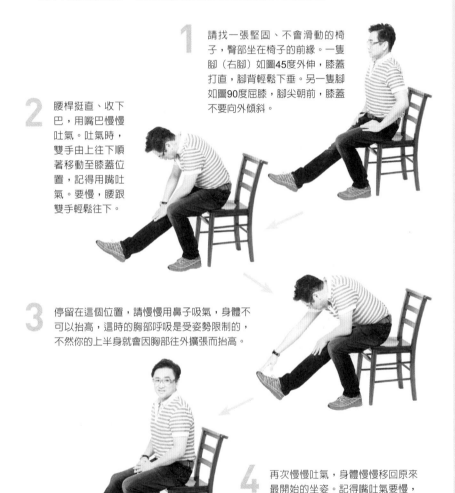

1 請找一張堅固、不會滑動的椅子，臀部坐在椅子的前緣。一隻腳（右腳）如圖45度外伸，膝蓋打直，腳背輕鬆下垂。另一隻腳如圖90度屈膝，腳尖朝前，膝蓋不要向外傾斜。

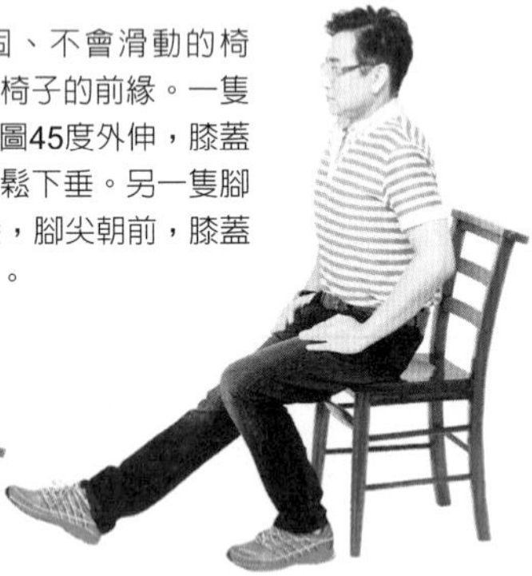

2 腰桿挺直、收下巴，用嘴巴慢慢吐氣。吐氣時，雙手由上往下順著移動至膝蓋位置，記得用嘴吐氣。要慢，腰跟雙手輕鬆往下。

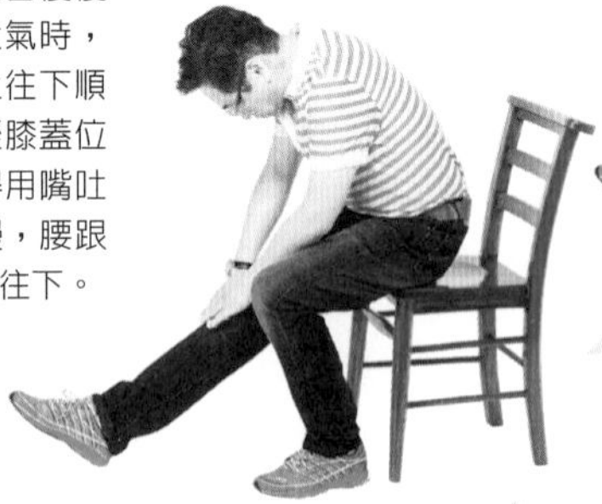

3 停留在這個位置，請慢慢用鼻子吸氣，身體不可以抬高，這時的胸部呼吸是受姿勢限制的，不然你的上半身就會因胸部往外擴張而抬高。

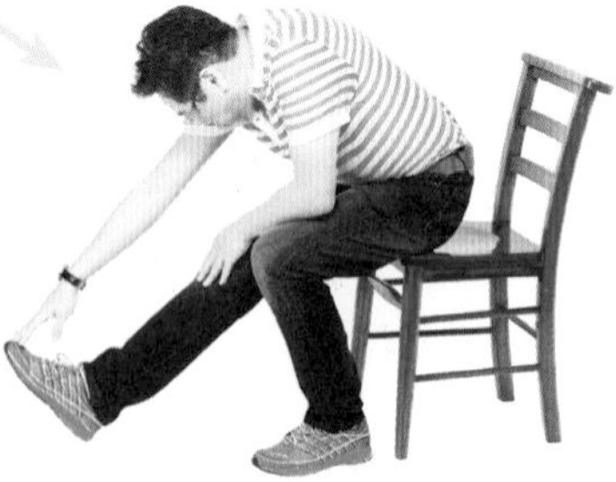

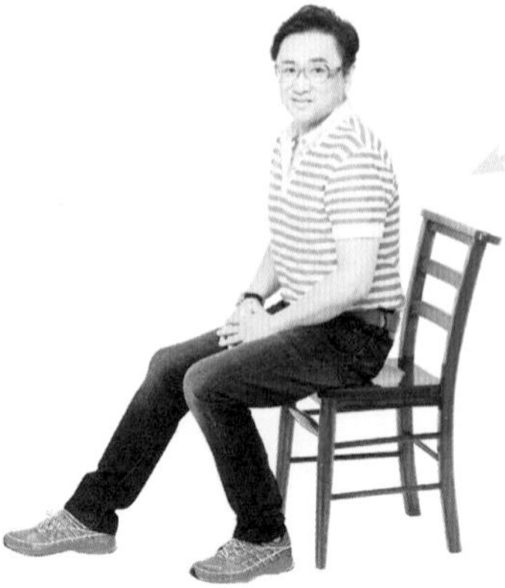

4 再次慢慢吐氣，身體慢慢移回原來最開始的坐姿。記得嘴吐氣要慢，平順均勻就好，這時應該可以體會橫膈膜是如何正確在胸腹間運動。

床上的放鬆練習加腹式呼吸

建議一次做3-4組，這樣會更熟練橫膈膜式呼吸，久而久之，橫膈膜的運作也會更隨心所欲。

1 這個動作可以在床上做，只要床不要太軟。地板也可以，加一個墊子在膝蓋保護即可。這就是瑜伽的嬰兒式（Child Pose），請先跪坐在自己雙腳之上，上半身挺直。

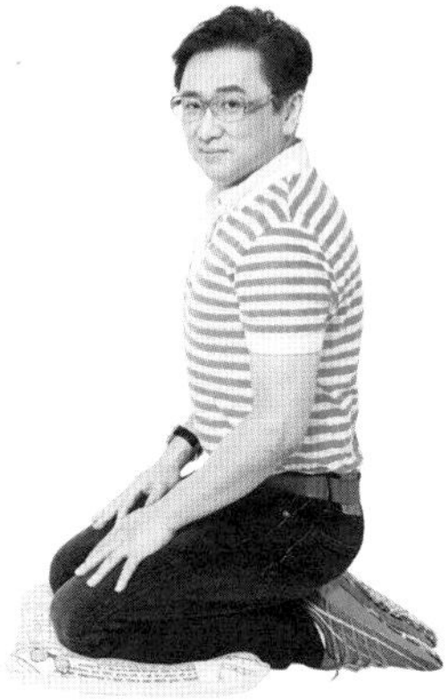

2 先練習一下呼吸，用鼻子慢慢吸氣，想像自己的胸部盡量不外擴，冥想橫膈膜往下拉。用嘴巴吐氣，越均勻越好，感受一下橫膈膜回復原來的位置。臀部貼緊腳跟，讓自已很舒服，再慢慢用鼻子吸氣，橫膈膜往下拉多吸一點氣。用嘴吐氣時，彎腰，雙手往前伸展、著地。氣吐得越徹底，你的肚子越貼近大腿，手伸得越前面。一樣不要勉強。

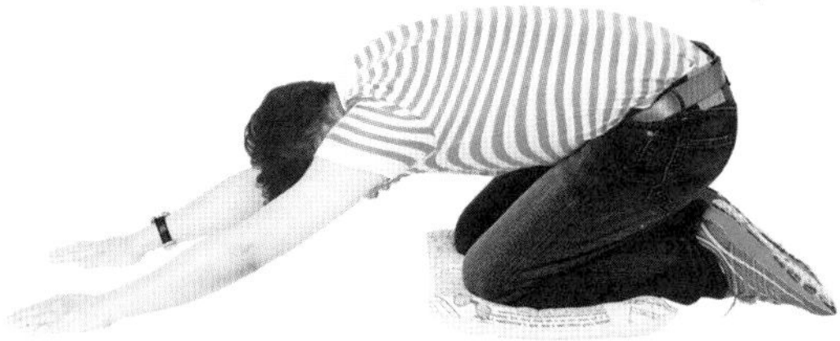

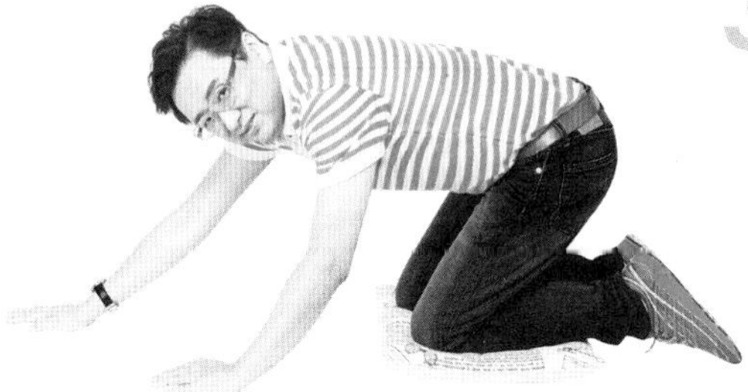

3 把氣吐完，再慢慢用鼻子吸氣。相同的，姿勢會限制住你胸部跟腹部的動作，這時的橫膈膜呼吸，胸部、頭部不要往上。再慢慢用嘴吐氣，試著手再往前伸展一些，放鬆緊繃的背部。吸氣，慢慢恢復原來的跪姿，閉上眼睛，體會放鬆的感覺。

第11章

學習評估壓力，平衡生活與工作，一定睡更好

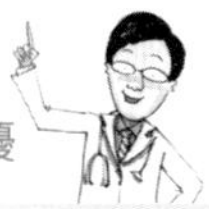

我們的生活裡經常充滿了不同的壓力，假如對壓力太敏感、壓力實在很大，或者有很多情緒的話，結果會如何？當然會造成入睡困難跟睡眠品質不佳，所以**偵測壓力的狀況**、**了解壓力的來源很重要**。除了依靠上一章提到的睡眠日誌紀錄外，還有其他輔助的量表可以提供協助。

「我的職場經歷已有七、八年了，可是遇到重要會議時，我依然會習慣性地拖延、逃避，不知道你的新書可以寫這方面的東西，幫助跟我一樣的人應付壓力嗎？」

這是在討論我一本有關職場的新書時遇到的問題。會談中，出席的有我、我的經紀人，提出問題的編輯，還有該編輯的主管。其實這個問題有點嚇到我，一方面是他這麼坦誠地在自己主管面前對自己的缺點侃侃而談；另一方面則是在職場工作七、八年的人，爲何開會仍會造成這麼大的壓力呢？那麼心臟外科醫師怎麼辦呢？病人狀況經常不好，緊急時趕著換心，總是生死一瞬間；或是電子公司一個會議的成敗代表數十億的訂單呢？那種壓力大概會讓人活不下去。其實同一事件，不同的人感受到的壓力本來就天差地遠。壓力如何累積以及後續造成的影響，更有極大的個人差異。像王永慶、郭台銘這些企業人士，必須擁有很好的抗壓力才能面對每天處理不完的人、事和數字。

單一事件的壓力很難量化，壓力的累積更難計算。像大家常說「壓死駱駝的最後一根稻草」，但是在稻草之前呢？可能還有很多累積在身上的壓力。其實，可以**用問卷來反映壓力整體的影響，這和個人對情緒、壓力的認知差異沒有直接關聯，所以相對客觀**。

三份量表，讓你遠離壓力，找回生活品質

以下是第一份「工作生活壓力量表」，出自加拿大心智健康中心官網。原本有二十五題，去除五題有文化差異，我就勾選了十八題。我填表時，想像在自己壓力最大時的實際情景。回想那時的我，確實壓力破表，還因此住進醫院休息。大家可以根據自己最近的狀況來填表①。

工作生活壓力量表（若該題情境符合您的現狀，請在空格打勾）	
經常延誤用餐、輕忽飲食	□
總是什麼事都要自己做，無法放心	□
經常有和壓力相關的頭痛、胸悶或心悸（心臟跳得很快或覺得跳得很大力）	□
在別人覺得好笑的時候，往往看不出來到底有什麼好笑的	□
別人覺得你做事總是小題大作，太過緊張	□
心裡煩躁，覺得不安，無法平靜	□
有事不說，悶在心裡，覺得幾乎沒有人支持你	□
覺得自己一團混亂，難以做決定	□
避免碰到和你意見不同的人，聽到他們說話就覺得煩	□
經常發脾氣，容易與別人爭執	□
不想運動或參與休閒活動	□
入睡困難、睡眠品質不佳或容易中斷，未經醫師許可使用安眠藥或鎮定劑	□

休息時間太少，容易疲倦	□
當你在排隊、等候、開車或要求沒有得到立即回應的時候，很容易生氣	□
一整天趕來趕去忙不停，覺得事情好像沒有做完的時候	□
容易聳肩、肩頸緊繃、頭暈，但卻總是忽視這些症狀	□
認為要達成目標只有一個對的方法，無法接受不同的思考	□
無法每天讓自己可以輕鬆一下，放不下腦子裡的工作或擔心	□
花很多時間抱怨過去種種，對自己目前的工作、家庭感到不滿意	□
無法從嘈雜的環境或擁擠的人群裡脫離	□
打勾題目總數	

① 這比較適用在上班族，但非上班族也可以。它跟任何精神科診斷一點關係都沒有，只是反映壓力可能已經造成多大的不良影響。此表格已徵得加拿大心智健康中心的同意，沒有版權問題。我將它翻譯成中文，但因為民情文化上的不同，從二十五題簡化成二十題。目前已尋求與醫學中心的合作，以進行信效度的一些證實。

◆五題以下，恭喜你！基本上生活輕鬆，沒什麼壓力。

◆五到十題，屬於輕微壓力狀態，還可以應付，建議檢視工作跟生活中的壓力或情緒來源。

◆十到十五題，已明顯有壓力，必須審慎以對，找出壓力或情緒的來源，訂定計畫去除，必要時徵詢上司或專業諮商（人力資源或心理師）。

◆十五到二十題，你的壓力快破表了，建議立刻採取行動！健康檢查、專業諮商，甚至看精神科醫師。小心憂鬱、焦慮、恐慌、心血管風險[2]找上你，最嚴重的情形是過勞猝死。

找出壓力的來源也很重要，可以從另外一個角度來評估。在門診中，我會詢問失眠的病人最近生活中的壓力事件，其中經常聽到的狀況是搬家、喪偶或小孩犯法。遇到小孩犯法就不用講了，每位父母都會很緊張，哭泣、憂鬱、睡不好的情形也幾乎無可避免。但搬家、喪偶就因人而異，有人覺得還好，也有人覺得很慘。像有病人因爲跟室內設計師吵架，大半年都無法完工，搬家日程一延再延，最後還告來告去，煩躁到根本睡不好。

另一個狀況是，因為**人有潛意識，會壓抑壓力或情緒，在一段時間之後才出現**。以我自己為例，兩年之內雙親相繼過世、換了工作、小孩去美國念書。因為一時之間發生的事太多，潛意識也在逃避對父母的想念，一直到兩年之後才浮現喪親之痛。回想起來，那段時間我一直悶悶不樂。

所以，請善用下頁的第二份「生活壓力事件評估量表」，幫你檢視有壓力的生活事件，提供解除壓力的好參考。

②包含心肌梗塞和腦中風，除了要特別注意血壓外，也要小心胃潰瘍。

生活壓力事件綜合評估量表（1代表沒有太大意義，5代表對你有重大意義③）

這一年內曾經有親密的家人過世	1 2 3 4 5
持續在工作或學業上覺得有壓力	1 2 3 4 5
這一年內有換工作	1 2 3 4 5
有家人或好朋友生病，目前需要你的照顧	1 2 3 4 5
這一年內兒女獨立離家生活了	1 2 3 4 5
這一年內自己有重大的健康問題	1 2 3 4 5
這一年內結束一段親密關係（男女朋友、好朋友、哥兒們、姊妹淘）	1 2 3 4 5
這一年內失去工作或退休了	1 2 3 4 5
這一年內結婚了	1 2 3 4 5
這一年內負了許多債	1 2 3 4 5
這一年內離婚或分居了	1 2 3 4 5
這一年內損失了許多錢	1 2 3 4 5

持續有婚姻方面的問題	1 2 3 4 5
目前有性生活方面的問題	1 2 3 4 5
目前有經濟、金錢方面的問題	1 2 3 4 5
目前在朋友或親戚相處上有問題	1 2 3 4 5
持續難以達成家人對自己的期待	1 2 3 4 5
這一年內搬家到一個新的城市	1 2 3 4 5
持續有處理情緒問題的壓力及困擾	1 2 3 4 5
經常面臨限時之內必須達成，不然就完蛋的期限	1 2 3 4 5
總分	

◆二十至三十五分，基本上沒什麼壓力。

◆三十六至五十分，有些壓力囉！檢視自己的工作與生活，好好地慢慢深呼吸。

③對於什麼事具有重大意義，不要想太多，直覺反應就好。

◆五十一至七十五分，小心！你的壓力有點高囉！好好運動，填填前面的工作生活壓力量表來找出相關症狀，以尋求協助與治療。

◆七十六至一百分，超高壓力！要小心！請立刻採取減壓措施，找機會跟心理醫生聊聊！

最後一份「工作生活平衡量表」，能顯示工作是否影響了家庭生活，造成負面情緒。下面這段夫妻對話，相同的情境很可能發生在每個家庭中：

「醫生，我每天都工作到七點，很累。一進家門，鞋都還沒脫，老婆就開始抱怨：『小孩今天功課沒有交，老師打電話來，跟小孩講他都不理我。還有，這禮拜天要跟爸媽吃飯，你有跟總經理說不能陪他打高爾夫球了嗎？』

「我跟老婆說，我好餓。可以先坐下來吃飯，等一下再說嗎？

「每次我老婆繼續追逼『都等一下再說，吃完飯又說讓你休息一下看個電視，然後你就睡著了！我卻一夜擔心到睡不著。』

「我已經餓到血糖太低在發抖了，所以就趕快唸了小孩一頓給他媽媽聽。岳父岳母只是來吃飯，但我沒陪老闆去應酬卻會誤了生意。結果那天我半夜驚醒，就難以再入睡了。」

當然，夫妻之間的相互體諒跟溝通時機都很重要，但這部分的內容恐怕多到兩本書都寫不完。現在可以做的是，了解工作跟生活之間是否喪失了平衡，別讓問題成爲惡性循環，蠟燭兩頭燒。

工作生活平衡量表（若該題情境符合您的現狀，請在空格打勾）	
我覺得很難或無法控制工作與生活	□
我幾乎不能享受工作之餘的興趣與嗜好	□
因為無法抽出時間去做想做的事，我經常有罪惡感	□
我經常在沒上班的時候想到工作，在家總覺得心情無法放鬆	□
我都只有很少的時間為自己去做一些事情	□

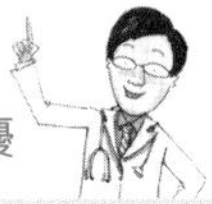

大多數的日子裡我覺得被埋在工作裡或過度投入工作	□
我經常因為工作而錯過重要的家庭事件	□
我從來沒有用完所有的假期	□
我經常因為工作而錯過重要的家庭事件	□
我的家人經常因為我花太多的時間在工作上而生氣	□
打勾題目總數	

打勾題數越多，表示你問題越大。

◆超過四題，請好好檢視工作量，並跟家人好好聊聊。

◆超過七題，你要嘛跟老闆說「這樣下去不行，請給予支援」，不然就考慮換工作。長期超過七題，假如你結了婚還沒有小孩，小心老公、老婆休了你；有小孩的話，親子關係一定出問題。

下面一個真實案例，是朋友告訴我的。有位男生在金融業上班，深受老闆器重，但是每天都加班到很晚，經常把新婚的嬌妻冷落在家。

他想到這樣很對不起老婆，有次剛好遇到老婆生日，他就偷偷準備了一趟三天兩夜的香港之旅。意外的驚喜讓他老婆深受感動，但是半年後他們還是離婚了。老婆後來發現其實努力工作的白領階級，只要受公司器重，日子都很悲慘，很後悔當初的決定，但先生也無法體諒。

這是一個悲慘的故事，但要是有了小孩，事情可能更複雜、心情更矛盾。吵完架之後睡不好、壓力沒解決前會失眠，這些都是可以想像的。

本章提供的**這三份量表並非解決方案，而是審視、思考、溝通跟互相體諒的契機**。就像現在流行的名詞「假性單親」，意指先生或太太其中一方爲了工作，長期待在國外，無法兼顧及擁有家庭生活，造成宛如單親家庭的假象。這些都需要更好的溝通與計畫，免得爲了賺錢，反倒失去了婚姻及親情，更因失眠丟了健康。

第12章

吃安眠藥前，停看聽！

到了最後一章，想必大家對於睡眠、失眠等相關知識與解決方法，都已經有所理解。在這裡，我重新將本書的一些內容再重新整理後製成表格。根據多年來的看診經驗，我把睡眠障礙簡單分爲入睡困難與睡眠品質不良兩大類。其中，入睡困難又可簡單分爲兩種，因精神疾病或非精神疾病造成。

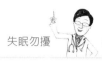

門診中最常見造成睡眠障礙的精神疾病有下列四種，整理如下：

	焦慮症	**憂鬱症**	**輕微躁症**	**酒精依賴或物質濫用**
睡眠障礙原因	腦神經緊繃（常伴隨焦慮與憤怒）	腦神經健康狀態下降（以及憂鬱情緒）	腦神經亢奮	1. 腦神經受酒精傷害 2. 非法物質影響腦部
入睡情況	1. 急著趕快入睡 2. 腦子浮現未完的工作 3. 擔心明天的事 4. 易頻尿	1. 想到難過的事 2. 自責、內咎 3. 覺得悲傷、無望、無助 4. 不想面對	1. 沒有睡意 2. 精神依然很好 3. 活力旺盛 4. 摸東摸西	1. 會想喝酒幫助入睡 2. 濫用幫助睡眠的藥物或非法物質

其他常見症狀	改善方法
肌肉緊繃、胸悶、心悸、頭痛、胃悶、易怒	1. 抗憂鬱、抗焦慮藥物 2. 避免安眠藥長期使用 3. 認知行為治療
沒有胃口、缺乏興趣、易哭、悲觀、想死	1. 足量抗憂鬱藥物 2. 短期較強之安眠藥 3. 心理治療
話多、想法多、欲望高、情緒變化大	1. 情緒穩定藥物 2. 較強之安眠藥可能都不夠，睡眠要充足很難
戒斷症候群、手抖、心悸	1. 停止喝酒， 2. 停用非法物質 3. 補充維他命B、水分 4. 避免使用太多安眠藥

有關安眠藥的使用，讓我再一次強調以下幾點：

◆**合理用量的安眠藥是安全的**，至今所有研究跟醫師的臨床經驗，都不認爲安眠藥會造成早死、失智，或更嚴重的精神疾病。

◆**安眠藥不是治療失眠的藥物**，是把具備化學性質的棍子，作用在於敲暈腦子。而且有人會越用越兇，甚至當迷幻藥，即便白天也服用。

◆**諱疾忌醫，亂貼精神科標籤是不合理的**。失眠往往是精神疾病、壓力跟負面情緒的產物。也不要以訛傳訛，害到家人或朋友，延誤求醫。

◆**越早得到正確的診斷、藥物治療、心理諮商跟認知行爲治療越好**，是可以及早停用安眠藥，避免把自己養成藥罐子的唯一方法。

◆**請拒絕非正規療法**，或濫用一些具有似是而非專有名詞的藥物與療法，往往會造成金錢上的損失，延誤治療，甚至造成傷害，像復健拉斷下巴。

◆**你可以不用當藥罐子，只要像戒菸一樣下定決心**。不要亂喝酒，也不要掉以輕心，副作用有時眞讓行爲既難堪又危險。

但就如同前面幾章提到的，失眠的成因太多也太複雜，治療的方式也最好能夠因人而異，提供客製化的療程。即便是最方便的安眠藥，也還有幾點是之前沒提到的，服用前請務必留意：

◆**安眠藥的使用宜從輕量級的鎮定劑開始**，再慢慢循序漸進用到目前最重的ＦＭ２跟小史。因爲一旦馬上就使用最重的安眠藥，要是還睡不著，也沒回頭路①。

◆**不要把自己的安眠藥給別人吃**。這是很糟糕的行爲，把別人養成跟你一樣的藥罐子；也不要好心幫人拿藥，越吃越多害死人②。

◆**不要吃別人給你的安眠藥**。當有人對你說：「來！這粒給你。這很有效，我爸那邊還很多。」千萬要拒絕！每人體質不同，尤其隔天要開車或操作機械時，亂吃別人的安眠藥可能會造成危險。

◆**失眠超過兩個禮拜，必須考慮看醫生**；超過兩個月則請看精神科醫師，他們是失眠的專科醫師，不是「神經病」醫師。

不管是網路上的訊息、專家的意見，甚至醫師的看法都可能會有錯。像是營養師說的「黃金消夜讓你好睡」，以及有些醫師講的「自律神經失調造成失眠」，都不是正確的知識。大家要有基本的邏輯判斷，學習基本的醫學知識，把看病當成是溝通的重要過程，不要動不動就要求醫師開立一個月份的藥物，甚至一開始就索取

---

① 有些病人沒耐心，間接讓醫師有壓力，一開始就開最強的安眠藥，結果病人變成越吃越多的藥罐子。

② 像左批眠類藥物，即小史，吃越多夢遊機會越高，像一天十顆以上的過量服用可能造成癲癇。一天吃十顆？不要訝異，醫師開會分享經驗時，甚至聽過有病人一天吃超過一百顆，造成癲癇住院。

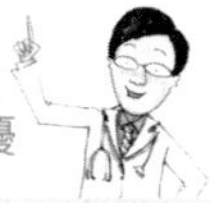

三個月的連續處方箋，把自己變成藥罐子。

請千萬記得，醫師不是賣藥的郎中。看病更不是上菜市場，可以討價還價，千萬不要說：「醫師，我睡不著，開兩顆小史給我。還有，那個幫助睡眠的小粉紅我也要，別家都是這樣給我的③。」若看病診斷只要像這樣處理，其實醫師不用念醫學系，只要收集市面上所有能幫助睡眠的藥，研究幾個最好的組合，像以前的江湖郎中，擺攤賣藥就好了。

謹以此書獻給所有曾經爲睡眠所苦的人、所有因親人正苦於失眠而困擾的人，還有一些不知道該如何治療失眠的醫業同僚們。現今的臺灣人，一年吃掉快三億四千顆的安眠藥，希望不久的未來，這個數字能夠越來越少。

③有些病人看病像去菜市場買菜，討價還價，還要求贈蔥拿蒜。這種行為與觀念真的要改變，不然自己就會是最大的受害者。

附錄：安心就寢睡眠日誌

（表一）睡眠日誌：入睡品質〈每晚入睡前五至十分鐘填寫〉

	週一	週二	週三	週四	週五	週六	週日
白天的活動及睡前行為							
運動 類型？何時？做多久？							
小睡 何時？何處？睡多久？							
咖啡、茶 何時？種類？量？							
情緒 快樂？悲傷？壓力？焦慮？原因？							
食物及飲料〈晚餐、消夜〉 內容？時間？							
藥物或助眠藥 種類？量？時間？							
睡前事項〈打坐／放鬆〉 做什麼？做多久？							
上床時間							

（表二）睡眠日誌：睡眠品質〈每天早上睡醒後五至十分鐘填寫〉

	週一	週二	週三	週四	週五	週六	週日
睡眠狀況或中斷情形							
何時起床							
在床上但沒睡著的時間做了什麼 〈閉上眼睛、想工作⋯〉							
睡眠中斷 半夜醒來幾次？醒來後做了什麼？ 花多少時間再入睡？							
睡眠品質 淺眠？多夢？							
總睡眠時間							
醒來感覺 有精神？沒睡飽？							

Eurasian Publishing Group
圓神出版事業機構
用心與你對話・視野無限寬廣
如何出版社
Solutions Publishing

www.booklife.com.tw　reader@mail.eurasian.com.tw

Happy Body 163

失眠勿擾——用對方法，找對醫師，從此遠離安眠藥

作　　者／黃偉俐
內頁插畫／江長芳
發 行 人／簡志忠
出 版 者／如何出版社有限公司
地　　址／台北市南京東路四段50號6樓之1
電　　話／（02）2579-6600・2579-8800・2570-3939
傳　　真／（02）2579-0338・2577-3220・2570-3636
總 編 輯／陳秋月
主　　編／柳怡如
專案企劃／沈蕙婷
責任編輯／蔡緯蓉
校　　對／黃偉俐・張雅慧・柳怡如・蔡緯蓉
美術編輯／金益健
行銷企畫／陳姵蒨
印務統籌／劉鳳剛・高榮祥
監　　印／高榮祥
排　　版／莊寶鈴
經 銷 商／叩應股份有限公司
郵撥帳號／ 18707239
法律顧問／圓神出版事業機構法律顧問　蕭雄淋律師
印　　刷／祥峯印刷廠
2017年3月　初版
2023年4月　2刷

定價 310 元　ISBN 978-986-136-483-4

拋去心魔，跟醫師好好合作，擬定治療計畫。有些時候你最需要的只是多一點點耐心，多做一些功課。睡眠這件事很特別，你越是擔心睡不著，失眠就越是跟著你。

——《失眠勿擾：用對方法，找對醫師，從此遠離安眠藥》

國家圖書館出版品預行編目資料

失眠勿擾：用對方法，找對醫師，從此遠離安眠藥 / 黃偉俐著. -- 初版. -- 臺北市 : 如何, 2017.03
220面；14.8×20.8公分 --（Happy body ; 163）

ISBN 978-986-136-483-4（平裝）
1. 失眠症
415.9983　　106000027